Mario Krauß

QuickCheck:
Fit für die Praxisbegehung

Sofort umsetzbare Handlungsanleitungen
und Prüflisten

W0057741

Mario Krauß

QuickCheck:
Fit für die Praxisbegehung

Sofort umsetzbare Handlungsanleitungen und Prüflisten

Forum
GesundheitsMedien

Forum GesundheitsMedien GmbH
Mandichostraße 18
86504 Merching
Tel. 08233 / 381-410
Fax 08233 / 381-255
service@gesundheitsmedien.de

Forum
GesundheitsMedien

Aktuelle Informationen über unser Verlagsprogramm
erhalten Sie auch auf unserer Homepage:
www.gesundheitsmedien.de

Bibliografische Information der Deutschen Bibliothek

Die Deutsche Bibliothek verzeichnet diese Publikation in der Deutschen Nationalbibliografie;
detaillierte bibliografische Daten sind im Internet über http://ddb.de abrufbar.

Haftungsausschluss:
Die Inhalte wurden sorgfältig geprüft und nach bestem Gewissen erstellt. Jedoch kann keinerlei Gewähr für die Korrektheit, Vollständigkeit, Aktualität oder Qualität der bereitgestellten Informationen übernommen werden.

Satz: Fotosatz Hartmann · 86441 Wollbach
Druck: Offsetdruckerei Pohland · 86165 Augsburg
Printed in Germany 2011

3. überarbeitete Auflage
Angaben ohne Gewähr
ISBN 978-3-942436-14-4

Vorwort

Das vorliegende Buch „QuickCheck: Fit für die Praxisbegehung" unterstützt Sie mit sofort umsetzbaren Handlungsanleitungen, ausführlichen Erläuterungen und Prüflisten dabei, Fehler und Versäumnisse in der Umsetzung der rechtlichen Vorgaben hinsichtlich der Qualität (zahn-)medizinischer Leistungen zu vermeiden. Für spontane und unangekündigte Begehungen und Evaluierungen durch Behörden sind Sie damit optimal gerüstet!

Als Inhaber einer Praxis haben Sie eine Vielzahl von Aufgaben. Neben der Versorgung Ihrer Patienten und der Sicherstellung des betriebswirtschaftlichen Erfolgs Ihrer Praxis fordert auch der Gesetzgeber sein Recht: Es gibt eine Vielzahl (zahn-)medizinischer Leistungen, bei deren Umsetzung verschiedenste Gesetze und Verordnungen beachtet werden müssen. Dabei nehmen Zahl und Komplexität der gesetzlichen und normativen Forderungen stetig zu. Als Beispiel seien hier die seit November 2010 geltende neue Gefahrstoffverordnung, die im Januar 2011 in Kraft getretene DGUV V2 oder die Verordnung zur arbeitsmedizinischen Vorsorge vom Dezember 2008 genannt.

Aufgrund der unterschiedlichen Normengrundlagen der Gesetze und Vorschriften sind unterschiedliche Institutionen für die Überprüfung der Einhaltung bzw. Umsetzung der gesetzlichen Standards zuständig: Gewerbeaufsichtsämter, Regierungspräsidien und Gesundheitsämter prüfen regelmäßig und in steigendem Ausmaß.

Die Inspektionen werden mit und ohne Ankündigung getätigt, Verletzungen der gesetzlichen Rahmenbedingungen führen dabei zu erheblichen Konsequenzen für die Praxis: Neben der Auflage von Ordnungsgeldern reichen die Maßnahmen von Einschränkungen der Praxistätigkeit bis zu Teilschließungen und Schließung von Praxen. Des Weiteren können Gebühren für die Begehung in Höhe von 200 bis 500 Euro in Rechnung gestellt werden.

Darüber hinaus sind haftungsrechtliche Konsequenzen zu bedenken, die den Verlust des Versicherungsschutzes zur Folge haben können. Dies ist z. B.

der Fall, wenn ein Patient aufgrund unzureichender Hygienemaßnahmen erkrankt und die Praxis den nötigen Nachweis über die Einhaltung der normativ geregelten Standards nicht erbringen kann.

Das Buch bietet Ihnen ausführliche Erläuterungen der gesetzlichen, behördlichen und berufsgenossenschaftlichen Vorgaben, es hilft Ihnen dabei, die vielfältigen gesetzlichen Verpflichtungen rechtssicher und unproblematisch umzusetzen, und bereitet Sie so auf Begehungen Ihrer Praxis optimal vor.

Ihr Mario Krauß
Merching, im Februar 2011

Inhaltsverzeichnis

1. Gesetzliche Vorgaben und Anforderungen

1.1 Überblick über die gesetzlichen Rahmenbedingungen

Der Arbeitsschutz leitet sich von folgenden Grundsätzen ab:

- Recht auf Menschenwürde
- Recht auf Leben
- Recht auf körperliche Unversehrtheit
- Recht der Unverletzlichkeit der Freiheit der Person
- Sozialstaatsgebot

Das Arbeitsschutzrecht ist in zwei Teile aufgegliedert: das öffentlich-rechtliche Arbeitsschutzrecht und das private Arbeitsschutzrecht. Im Folgenden werden die beiden Bereiche des Arbeitsschutzrechts definiert sowie deren gesetzliche Rahmenbedingungen und Inhalte beschrieben.

1.1.1 Das öffentlich-rechtliche Arbeitsschutzrecht

Das öffentlich-rechtliche Arbeitsschutzrecht in Deutschland besteht aus zwei Teilbereichen:

Das staatliche Arbeitsschutzrecht

Im Rahmen des staatlichen Arbeitsschutzrechts im eigentlichen Sinne hat der Bund von seiner Gesetzgebungskompetenz nach Art. 74 Nr. 12 GG Gebrauch gemacht und die wesentlichen Inhalte des Gesetzes des Arbeitsschutzes erlassen. Dazu gehören:

- Arbeitsschutzgesetz (ArbSchG)
- Sozialgesetzbuch VII (SGB VII)
- Arbeitssicherheitsgesetz (ASiG)
- Arbeitszeitgesetz (ArbZG)
- Jugendarbeitsschutzgesetz (JArbSchG)
- Mutterschutzgesetz (MuSchG)
- Medizinproduktegesetz (MPG)
- Infektionsschutzgesetz (IfSG)
- Rechtsverordnungen: In den betreffenden Gesetzen werden die Bundes-bzw. die Landesregierungen ermächtigt, durch Erlass von Rechtsverord-nungen detaillierte Regelungen zu treffen. Dazu gehören:
  - Arbeitsstättenverordnung (ArbStättV)
  - Arbeitsstättenrichtlinie (ASR)
  - Röntgenverordnung (RöV)
  - Strahlenschutzverordnung (StrlSchV)
  - Gefahrstoffverordnung (GefStoffV)
  - Bildschirmarbeitsplatzverordnung (BildschArbV)
  - Hygieneverordnung
  - Biostoffverordnung (BioStoffV)
  - Medizinproduktebetreiberverordnung (MPBetreibV)
- Richtlinien: Weitere detaillierte Anforderungen an technische Erzeug-nisse und an die Sicherheit und Gesundheit der Beschäftigten sind in den Richtlinien festgelegt. Dazu gehören:
  - Europäische und nationale Normen
  - VDE-Vorschriften
  - Gesicherte arbeitsmedizinische Erkenntnisse (MAK-Werte, BMA-Richt-linien, VDI-Richtlinien)
  - Richtlinien und Empfehlungen des Robert-Koch-Instituts

Das öffentlich-rechtliche autonome Arbeitsschutzrecht

Auf der Grundlage des Sozialgesetzbuchs VII (SGB VII) erlassen die Berufs-genossenschaften für ihre Mitgliedsunternehmen und ihre Beschäftigten verbindliche Unfallverhütungsvorschriften. Die Berufsgenossenschaft für Gesundheitsdienst und Wohlfahrtspflege (BGW) als für Sie zuständige

Berufsgenossenschaft hat u. a. folgende Unfallverhütungsvorschriften erlassen:

- BGV A1: Grundsätze der Prävention
- DGUV V2 (ehemals BGV A2): Betriebsärzte und Fachkräfte für Arbeitssicherheit
- BGV A3: Elektrische Anlagen und Betriebsmittel
- BGV A4: Arbeitsmedizinische Vorsorge
- BGV A8: Sicherheits- und Gesundheitsschutzkennzeichnung am Arbeitsplatz
- BGV B2: Laserstrahlen
- BGR/TRBA 250: Umgang mit biologischen Arbeitsstoffen

Diese müssen, ebenso wie die staatlichen Anforderungen, in der Praxis bekannt sein und umgesetzt werden.

1.1.2 Das private Arbeitsschutzrecht

Privatrechtlich sind die §§ 618, 619 Bundesgesetzbuch (BGB) von wesentlicher Bedeutung. Demnach ist der Dienstberechtigte verpflichtet, Räume, Vorrichtungen oder Gerätschaften, die er zur Verrichtung der Dienste zu beschaffen hat, so einzurichten und zu unterhalten, dass der Verpflichtete gegen Gefahr für Leben und Gesundheit geschützt ist.

Diese Fürsorgepflichten sind unabdingbar. Sie können nicht im Voraus durch einen Vertrag aufgehoben oder beschränkt werden. Hier gilt der Grundsatz der Transformation der öffentlich-rechtlichen Arbeitsschutznormen in das private Arbeitsvertragsrecht. Danach sind sämtliche Pflichten, die dem Arbeitgeber nach den für ihn geltenden öffentlich-rechtlichen Vorschriften obliegen, zugleich Pflichten gegenüber den Beschäftigten aus dem Arbeitsverhältnis, soweit sie geeignet sind, den Gegenstand einer arbeitsrechtlichen Vereinbarung zu bilden.

1.2 Inhalte der gesetzlichen Regelungen

Arbeitsschutzgesetz (ArbSchG)
Das Arbeitsschutzgesetz bezweckt die Sicherung und die Verbesserung von Sicherheit und Gesundheit durch Verhütung von Unfällen bei der Arbeit und arbeitsbedingten Erkrankungen sowie die Gewährleistung einer menschengerechten Gestaltung der Arbeit und der Arbeitsorganisation.

Infektionsschutzgesetz (IfSG)
Aufgabe dieses Gesetzes ist es, Infektionen beim Menschen zu verhindern, übertragbare Krankheiten frühzeitig zu erkennen und die Verbreitung dieser Krankheiten und damit die Ansteckung anderer Menschen zu verhindern. In den §§ 6 ff. IfSG ist die Meldefrist bestimmter Krankheiten und Erreger durch den Arzt beim Gesundheitsamt bestimmt. In § 23 IfSG ist das Führen einer Infektionsstatistik festgelegt: Praxen, die ambulant operieren, sind verpflichtet, nosokomiale Infektionen kontinuierlich aufzuzeichnen, zu bewerten und dem Gesundheitsamt darüber Auskunft zu geben.

Biostoffverordnung (BioStoffV)
Die BioStoffV dient dem Schutze der Beschäftigten vor der Gefährdung ihrer Sicherheit und Gesundheit bei Tätigkeiten mit biologischen Arbeitsstoffen. Unter den Begriff „biologische Arbeitsstoffe" gehören Mikroorganismen, genetisch veränderte Mikroorganismen, Zellkulturen und humanpathogene Endoparasiten, die zu Infektionen führen können bzw. beim Menschen sensibilisierende oder toxische Auswirkungen haben.

Gefahrstoffverordnung (GefStoffV)
Gefahrstoffe sind Stoffe und Zubereitungen mit bestimmten gefährlichen toxischen oder physikalisch-chemischen Eigenschaften. Zu diesen Eigenschaften zählen explosionsgefährlich, brandfördernd, hoch- und leichtentzündlich, entzündlich, sehr giftig, giftig, gesundheitsschädlich, ätzend, reizend, sensibilisierend, krebserzeugend, fortpflanzungsgefährdend, erbgutverändernd und umweltgefährlich. Die Gefahrstoffverordnung verlangt von Arbeitgebern gegenüber ihren Beschäftigten beim Umgang mit Gefahrstoffen besondere Fürsorgepflichten, um diese vor stoffbedingten Schädigungen zu schützen. Entsprechend sind Regelungen zur Einstufung,

Kennzeichnung und Verpackung sowie Maßnahmen zum Schutz bei Tätigkeiten mit Gefahrstoffen zu treffen.

Röntgenverordnung (RöV)

Die diagnostische und therapeutische Anwendung von Röntgenstrahlen wird durch die „Verordnung über den Schutz vor Schäden durch Röntgenstrahlen" bestimmt. Geregelt werden der Betrieb von Röntgeneinrichtungen und sämtliche damit zusammenhängende Tätigkeiten, die Untersagung, die Bauartzulassung, die Qualitätssicherung, die arbeitsmedizinische Vorsorge sowie die Meldepflichten.

Strahlenschutzverordnung (StrlSchV)

Der Schutz von Mensch und Umwelt vor radioaktiver und ionisierender Strahlung aus zielgerichteten Tätigkeiten sowie vor natürlichen Strahlungsquellen ist in der Strahlenschutzverordnung verankert. Ferner wird der Zusatz von radioaktiven Stoffen zu Produkten geregelt.

Mutterschutzgesetz (MuSchG)

Das MuSchG gilt für alle Frauen, die in einem Arbeitsverhältnis stehen. Der Arbeitgeber hat dafür Sorge zu tragen, dass die Einrichtung und Unterhaltung des Arbeitsplatzes einschließlich der Maschinen, Werkzeuge und Geräte den besonderen Bedingungen entsprechen, die zum Schutz von Leben und Gesundheit der werdenden oder stillenden Mutter erforderlich sind.

Jugendschutzgesetz (JArbSchG)

Der besondere Gesundheits- und Arbeitsschutz von Kindern und Jugendlichen ist im Jugendarbeitsschutzgesetz geregelt, das die Aufsicht, Besichtigungsrechte sowie Berichtspflichten, die gesundheitliche Betreuung, die Arbeitszeit, Beschäftigungsverbote und Beschäftigungseinschränkungen bei der Beschäftigung von Personen, die noch nicht 18 Jahre alt sind, bestimmt.

Medizinproduktegesetz (MPG)

Zum Schutz von Patienten, Anwendern und Dritten werden die Herstellung, die Zulassung, das Inverkehrbringen, der Umgang mit und die Wiederaufbereitung von Medizinprodukten im Medizinproduktegesetz geregelt. Die zuständigen Behörden überwachen Praxen, in denen Medizinprodukte betrieben, angewendet bzw. sterile und/oder keimarme Medizinprodukte aufbereitet werden. Das bedeutet, dass eine Begehung und Besichtigung von Praxen erfolgen kann, wobei der Anforderungskatalog im Zusammenhang mit der Medizinproduktebetreiberverordung steht.

Medizinproduktebetreiberverordnung (MPBetreibV)

Mit den Bestimmungen der Medizinproduktebetreiberverordnung soll die medizinische und technische Qualität von Medizinprodukten, die sie beim erstmaligen Inverkehrbringen besitzen, über den gesamten Nutzungszeitraum des Produkts gewährleistet werden. Gefährdungen, die während des Betriebs und der Anwendung von Medizinprodukten ausgehen, sollen vermieden, rechtzeitig erkannt und beseitigt werden. Regelmäßige sicherheitstechnische und messtechnische Kontrollen sind in der Verordnung festgelegt, das Führen eines Bestandsverzeichnisses ist obligatorisch. Die zuständige Behörde hat Anspruch auf Einsicht in die Unterlagen. Bei begründetem Verdacht auf Gefährdung von Personen und Mängeln, die zu einer Gefährdung führen können, dürfen Medizinprodukte weder betrieben noch angewendet werden.

1.3 Übersicht über wichtige wiederkehrende Termine und aufzubewahrende Unterlagen

Übersicht über wichtige einzuhaltende Termine		
Prüfsituation	**Frist / Intervall der Prüfung**	**Ausführender der Prüfung**
Mitarbeiterunterweisungen Nach Röntgenverordnung	Mindestens 1 x jährlich (aktenkundig)	Unternehmer
Nach TRBA 250	Mindestens 1 x jährlich	
Nach Gefahrstoffverordnung anhand entsprechender schriftlicher Betriebsanweisungen	Mindestens 1 x jährlich	
Nach BGV B 2 (bisherige VBG 93) Laserstrahlung bei Betrieb einer Lasereinrichtung der Klasse 3B oder 4	Mindestens 1 x jährlich	
Belehrung über Immunisierungsmöglichkeiten		
Jugendliche nach Jugendarbeitsschutzgesetz	Mindestens halbjährlich	
Schweigepflicht		
Vorsorgeuntersuchung nach JArbSchG Erstuntersuchung	Jugendliche vor Arbeitsbeginn	Hausarzt oder Betriebsarzt
Nachuntersuchung	Ein Jahr nach Arbeitsbeginn	

Prüfsituation		Frist / Intervall der Prüfung	Ausführender der Prüfung
Arbeitsmedizinische Vorsorge (BGV A4, ArbMedVV)	Erstuntersuchung	Vor Aufnahme der Beschäftigung	Betriebsarzt
	Obligate Nachuntersuchungen	Nach 12 bis 36 Monaten	
	Fakultative Nachuntersuchungen	Bei Verletzungen, Infektionsverdacht	
	Unfallmeldungen	Bei mehr als drei Tagen Arbeitsunfähigkeit	Unternehmer
Erste-Hilfe-Kasten (BGV A1)	Verbandskasten / Notfallausrüstung auf Vollständigkeit	Regelmäßig, z. B. halbjährlich	Personal
	Medikamente / Notfallmedikamente auf Verfalldatum prüfen		
	Batterien (z. B. Diagnoselampen, Laryngoskope) auf Funktionsfähigkeit prüfen		
Elektrische Anlagen und Betriebsmittel (BGV A3)	1. Ortsfeste elektrische Anlagen und Betriebsmittel	Alle vier Jahre	Örtliches Elektrounternehmen oder Sachkundiger
	2. Ortsveränderliche elektrische Anlagen und Betriebsmitteln	Alle ein bis zwei Jahre	
	Messgeräte	Siehe Eichplakette (i. d. R. alle zwei Jahre)	Eichamt
Medizinische Geräte nach Medizinproduktegesetz (MPG)	Sicherheitstechnische Kontrollen	Je nach Gruppe Medizinproduktegesetz, meist jährlich und nach Reparaturen	Gerätehersteller oder Servicefirma, Sachkundiger, Sachverständiger
	Mängel- und Unfallanzeigen an staatliche Gewerbeaufsichtsämter		

Prüfsituation		Frist / Intervall der Prüfung	Ausführender der Prüfung
Druckbehälter nach Druckbehälter-verordnung (DruckBehV)	Einteilung der Druckbehälter in Prüfgruppen I bis IV nach Druck-inhaltsprodukt		Sachkundiger, Sachver-ständiger
	Wiederkehrende Prüfungen		
	Druckbehälter der Prüfgruppe I (nur soweit sie für brennbare, ätzende und giftige Gase, Dampfe oder Flüssigkeiten verwendet werden) und Druckbehälter der Prüfgruppen II und III:	Nach fünf bis sieben Jahren (Termine legt Prüfer fest)	
	Druckbehälter der Prüfgruppe IV:		
	– Äußere Prüfung – Innere Prüfung – Druckprüfung	Alle zwei Jahre Alle fünf Jahre Alle zehn Jahre	
	Mängel- und Unfallmeldungen	Bei gegebenem Anlass	
Gasbehälter	Überprüfung von Gasflaschen	Frist am Behälterhals eingeprägt	Abfüll-/Her-stellerfirma
Feuerlöscher	Regelmäßige Überprüfung und Wartung	Alle zwei Jahre	Fachfirma, Sachkundiger
Röntgenverord-nung (RöV)	Abnahmeprüfung	Vor Inbetriebnahme, nach Änderungen am Gerät und bei Betreiberwechsel	Fachfirma, Sachkundiger, Sachver-ständiger
	Strahlenschutzprüfung	Vor Inbetriebnahme, Wiederholungs-prüfung alle fünf Jahre und bei Ände-rungen (Strahler, Standort, Betreiber)	
	Patientenschutz	Vor jeder Aufnahme	
	Konstanzprufung: – der Filmverarbeitung – Röntgengerät	Täglich	
	Dunkelkammer	1 x jährlich	

Prüfsituation		Frist / Intervall der Prüfung	Ausführender der Prüfung
Lasereinrichtungen (BGV B2)	Sicherheitstechnische Prüfungen (Lasereinrichtungen Klasse S 3B und 4)	Jährlich	Fachfirma, Sachkundiger
	Mängel- und Unfallanzeigen	Bei gegebenem Anlass	
Sterilisatoren	Funktionsprüfung - Vakuumtest - Leercharge - Bowie-Dick-Test - Helix-Test	Arbeitstäglich	
	Periodische Überprüfung - Autoklaven - Chemiklaven - Heißluftsterilisatoren	Halbjährlich bzw. nach 400 Chargen (DIN-Empfehlung)	Personal, Sachkundiger
	Validierung	Jährlich	Fachfirma, Sachkundiger
	Fakultative Überprüfung	Vor Inbetriebnahme, nach Reparaturen, nach längeren Betriebspausen, bei Standortwechsel	
Resterilisation in der Einrichtung verpackter Instrumente	Lagerfrist verpackter und sterilisierter Instrumente a.) bei ungeschützter Lagerung (offen) b.) bei geschützter Lagerung (Schrank, Schublade) - Einfachverpackungen (z. B. Klarsicht-Sterilisierverpackungen, Container) - Zweifachverpackungen (z. B. Container und Tuch, Papier)	 Nach 24 Stunden unsteril Die Lagerfristen hängen von den Lagerbedingungen (Raumgröße, Raumbeschaffenheit, Staubschutz etc.) ab. Nach sechs Monaten neu verpacken und sterilisieren (DIN-Empfehlung)	Personal, Sachkundiger

Prüfsituation		Frist / Intervall der Prüfung	Ausführen-der der Prüfung
Indirekteinleiter-verordnung	Genehmigung und Prüfung der Indirekteinleitung	Alle fünf Jahre	Unternehmer, Entsorger-firma
	Entleerung des Abscheiders im Wartungsbuch dokumentieren	Bei Behälterwechsel	
	Funktionsprüfung Anzeigeelemente	Jährlich und nach Reparaturen	
	Wartung des Abscheiders	Einmal jährlich	
	Prüfung des ordnungsgemäßen Zustands des Amalgam-abscheiders	Alle drei Jahre oder lt. Auflage	
Entsorgung von Praxisabfällen	Sammlung getrennt nach Abfallarten (z. B. Rö-Chemikalien, Hg)	Nach eigenem Ermessen bzw. lt. Entsorgervertrag	Personal, Entsorger-firma
	Ab 500 kg je Jahr Entsorger-nachweis erforderlich		
	Sonderabfälle		

Übersicht über notwendige Unterlagen

Vorschrift	Notwendige Unterlagen
Arbeitsschutzgesetz (ArbSchG)	– Schriftliche arbeitsplatzbezogene Gefährdungsanalyse – Festlegung der Schutzmaßnahmen
DGUV V2	Bestellung eines Betriebsarztes und einer Fachkraft für Arbeitssicherheit durch Anschluss an externe Dienste, den BuS-Dienst der Berufsgenossenschaft oder Inanspruchnahme entsprechender Servicedienste der Ärzte-/Zahnärzte-/Tierärztekammern
TRBA 250	– Schriftliche Aufstellung eines Hygieneplans – Dokumentation der jährlichen Mitarbeiterunterweisung
BGV A4 Arbeitsmedizinische Vorsorge	– Führung einer Vorsorgekartei, Aufbewahrung ärztlicher Bescheinigungen – Aufzeichnung über Annahme oder Ablehnung einer Immunisierung gegen Hepatitis B
Jugendarbeitsschutzgesetz (JArbSchG)	– Bescheinigungen über ärztliche Untersuchungen gemäß §§ 32 bis 46 JArbSchG beschäftigter Jugendlicher auf ihren Gesundheits- und Entwicklungsstand
BGV A1	– Verbandbuch / Aufzeichnungen über Erste-Hilfe-Leistungen nach Arbeitsunfällen (Aufbewahrung bis fünf Jahre nach letzter Eintragung) – Unfallmeldungen
BGV B2 Laserstrahlung	– Sachkundenachweis (Betreiber oder Laserschutzbeauftragter) – Aufzeichnung über jährliche Mitarbeiterbelehrung (bei Betrieb von Lasereinrichtungen Klasse 3B oder 4) – Nachweis sicherheitstechnischer Prüfungen – Medizinproduktebuch – (EG-Konformitätsbescheinigung)
Hochfrequenzgeräte	– Prüfungs- und Genehmigungsurkunden der Bundespost

Medizinproduktegesetz (MPG)	– Anlage eines Bestandsverzeichnisses für Geräte der Gruppe 1 und 3
	– Führung eines Medizinproduktebuchs für Geräte der Gruppe 1:
	  • Nachweis der Funktionsprüfung vor Inbetriebnahme
	  • Nachweis der Funktionseinweisung des Betreibers vor erster Inbetriebnahme
	  • Nachweis der Einweisung der Mitarbeiter
	  • Bauartzulassung
	  • Gebrauchsanweisung in deutscher Sprache

Vorschrift	Notwendige Unterlagen
	• Nachweis von sicherheitstechnischen Kontrollen • Mängel- und Unfallanzeigen
Druckbehälterverordnung (DruckbehV)	– Herstellerbescheinigung über Druckprüfung und Sachkundigenbescheinigung über Abnahmeprüfung (Behälter der Prüfgruppe I, soweit für brennbare, giftige, ätzende Stoffe verwendet, und der Prüfgruppe II) – Sachverständigenbescheinigung über erstmalige Prüfung oder Bescheinigung über Baumusterprüfung (Behälter der Prüfgruppen III und IV) – Sachkundebescheinigungen über wiederkehrende Prüfungen (Behälter der Prüfgruppe I, soweit für brennbare, giftige, ätzende Stoffe verwendet, und der Prüfgruppen II bis III) – Prüfbuch mit Sachverständigenbescheinigungen über wiederkehrende innere Prüfungen und Druckprüfungen (Behälter der Prüfgruppe IV)
BGV A3 Elektrische Anlagen	– Bescheinigungen eines Elektroinstallateurs über ordnungsgemäßen Zustand elektrischer Anlagen – Prüfprotokolle

Röntgenverordnung (RöV)	– Fachkundenachweis bei Röntgentätigkeit (Approbation, Helferinnenbrief, ggf. Strahlenschutzkurs)
	– Röntgenanlagenbuch:
	  • Prüfprotokoll der Abnahmeprüfung (zehn Jahre)
	  • Referenzaufnahme der Abnahmeprüfung
	  • Sachverständigenbescheinigung über Ergebnis der Abnahmeprüfung
	  • Sachverständigenbescheinigung über Strahlenschutzprüfung
	  • Anzeige der Röntgenanlage
	  • Zulassungsschein des Röntgenstrahlers
	  • Ergebnisse der Konstanzprüfungen
	– Aufzeichnung über jährliche Mitarbeiterbelehrung (fünf Jahre)
	– Aufzeichnungen über Aufnahmedaten und Befragung des Patienten bezüglich früherer Röntgenaufnahmen (Röntgenpass) und eventueller Gravidität
	– Röntgenaufnahmen (zehn Jahre)

Vorschrift	Notwendige Unterlagen
Überprüfung von Feuerlöschern	– Prüfplakette am Löscher
Überprüfung von Sterilisatoren	– Aufbewahrung (mindestens ein Jahr) der Ergebnisse von Funktionskontrollen (Autoklaven, Heißluftsterilisatoren und Chemiklaven)
Betrieb von Chemiklaven mit formaldehydhaltigen Lösungen	– Für Begasungen mit Formaldehyd ist nach Anhang I Nr. 4 der GefStoffV vom Dezember 2010 eine Erlaubnis der zuständigen Arbeitsschutzbehörde notwendig – Schriftliche Betriebsanweisung nach § 14 GefStoffV für einen sicherheitstechnisch einwandfreien Betrieb – Aufzeichnung über jährliche Mitarbeiterbelehrung anhand der Betriebsanweisung
Gefahrstoffverordnung (GefStoffV)	– Schriftliche Betriebsanweisungen nach § 14 GefStoffV über den Umgang mit gefährlichen Stoffen – Aufzeichnung über jährliche Mitarbeiterunterweisung anhand der Betriebsanweisung – Sicherheitsdatenblätter § 5 GefStoffV

Indirekteinleiterverordnung (IndV)	– Genehmigung der Indirekteinleitung
	– Wartungsbuch für Amalgamabscheider (Aufbewahrungsfrist fünf Jahre):
	  • Prüfzeichen des Instituts für Bautechnik Berlin
	  • Nachweis über Entleerung des Abscheiders und Verbleib des Abscheideguts
	  • Nachweis über jährliche Prüfung der Funktionsanzeigen des Abscheiders
	  • Fachkundigenbescheinigung über regelmäßige Wartung des Abscheiders

Entsorgung von Praxisabfällen	Abfallnachweisbuch / Begleitscheine bzw. Übernahmescheine des Entsorgers für Fixierer und Entwickler sowie ggf. für quecksilberhaltige Abfälle
Aushangpflichtige Vorschriften	Das Buch „Aushangpflichtige Vorschriften für Einrichtungen des Gesundheitswesens" kann über die Forum GesundheitsMedien GmbH (www.gesundheitsmedien.de) unter der Art.-Nr. 3131 bezogen werden.

2. Allgemeines

2.1 Lagerung und Aufbewahrung von Arzneimitteln

In Arzt- und Zahnarztpraxen stellen die Beachtung und Einhaltung spezifischer Lagerhinweise für Medikamente und Sterilgut ein immer wiederkehrendes Problem dar. Generell gilt, dass Sie immer die Hinweise des Herstellers beachten und umsetzen müssen. Als Leitlinie dienen folgende allgemeine Regelungen:

Zugang zu Arzneimitteln
Arzneimittel der Abgabekategorien A bis D dürfen Patienten grundsätzlich nicht zugänglich sein. Mittels geeigneter technischer Barrieren ist der Zugang wirksam zu verhindern.

Lagerorte
Die Lagerung und Aufbewahrung von Medikamenten in Privaträumen sind nicht gestattet. Unzulässig ist auch deren Lagerung im Wartezimmer, im Korridor, im Vorraum oder in nicht abschließbaren Schränken. Aus hygienischen Gründen ist zudem die Aufbewahrung von Arzneimitteln im Labor und in der Nähe gefährlicher, technischer Chemikalien verboten (Kontaminationsgefahr).

Die Lagerorte (Räume) und Geräte (Kühlschränke) sollten für den vorgesehenen Zweck geeignet sein (qualifiziert). Kontrollfragen: Werden die Temperaturbedingungen an allen Stellen eingehalten? Wo ist der kälteste Ort, wo ist der wärmste Ort? Wo wird das Thermometer platziert?

Lagerbewirtschaftung
Die Lagerbewirtschaftung ist nach dem Prinzip „First Expired First Out" (FEFO) vorzunehmen (d. h., Packungen mit späterem Verfallsdatum sind hinter die mit früherem Verfallsdatum einzureihen). Außerdem bewährt es sich, wenn das ganze Lager mindestens zweimal pro Jahr auf Verfallsdaten hin überprüft wird (Platzmangel und Unordnung vermeiden).

Lagerbedingungen

Es ist vor allem auf die richtige Lagertemperatur, den Ausschluss von Feuchtigkeit und den Lichtschutz durch Belassen der Arzneimittel in der Originalverpackung zu achten.

Temperaturbegriffe ohne Zahlenangaben sind in der Pharmakopöe (Arzneibuch) wie folgt festgelegt:
- Tiefgekühlt unterhalb von -15 °C
- Kühlschrank zwischen + 2 °C und + 8 °C
- Kalt oder kühl zwischen + 8 °C und + 15 °C
- Raumtemperatur zwischen + 15 °C und + 25 °C

Die Lagerungshinweise bezüglich der Temperatur sind verbindlich und in der Regel auf den Packungen angegeben. Sie basieren auf Stabilitätsuntersuchungen der Hersteller und stellen einen Teil der Zulassungsunterlagen dar. Das Fehlen von Temperaturangaben bedeutet für die Lagerung, dass das Produkt bei Raumtemperatur aufbewahrt werden kann.

Da in den Räumen, in welchen Arzneimittel aufbewahrt werden, meistens zu hohe Temperaturen ein Problem darstellen, sind Wärmequellen auf ein Mindestmaß zu reduzieren (Heizkörper, EDV-Anlage, direkte Sonneneinstrahlung). Nützen diese Maßnahmen zu wenig, muss eine Klimaanlage installiert werden (am besten bereits bei der Einrichtung der Praxis einplanen).

Kühlkettenpflichtige Arzneimittel

Hinsichtlich ihrer Temperaturempfindlichkeit unterscheidet man grundsätzlich zwischen kühlkettenpflichtigen und nicht kühlkettenpflichtigen Arzneimitteln. Kühlkettenpflicht bedeutet, dass der vorgegebene Temperaturbereich vom Hersteller bis zur Arzneimittel-Detailabgabestelle – also innerhalb der gesamten Transportkette – sichergestellt sein muss. In diese Präparategruppe fallen in erster Linie die Lebendimpfstoffe. Hier ist nicht nur eine Unterbrechung der Kühlkette, sondern auch das Einfrieren zu vermeiden, weil dies zu Wirksamkeits- und Qualitätsverlusten führen kann.

Nicht kühlkettenpflichtige Arzneimittel

Nicht kühlkettenpflichtig, aber im Kühlschrank aufzubewahren sind Präparate wie Toxoidimpfstoffe, Immunglobuline, inaktivierte Impfstoffe, diverse Insuline, verschiedene Hormonpräparate, einige Zytostatika, gewisse gentechnologisch hergestellte Erzeugnisse und einige Diagnostika. Empfindlich gegen Temperaturen unter 0 °C sind vor allem die Adsorbatimpfstoffe, da die als Adsorbens verwendeten Salze (Aluminium- und Calciumphosphat, Aluminiumhydroxyd etc.) ihr Adsorptions- und Gelbildungsvermögen unterhalb des Gefrierpunkts ändern können. Als Folge davon entstehen Agglomerate mit einer fraglichen bis fehlenden Wirksamkeit. Es ist darauf zu achten, dass die Lagerung bzw. Aufbewahrung solcher Produkte im Kühlschrank nicht im Tiefkühlfach oder in der Nähe der Kühlrippen und -Aggregate erfolgt. Ähnliches gilt für gewisse Insulinzubereitungen. Hohe Temperatur und UV-Strahlung führen bei Insulin zu Aktivitätsverlust. Minustemperaturen bewirken nicht mehr dispergierbare Niederschläge und somit vollständige Inaktivierung.

Kühlschränke für kühlschrankpflichtige Produkte

Für die Lagerung von kühlschrankpflichtigen Produkten (Arzneimittel und Medizinprodukte) sind „Medikamentenkühlschränke" den „Lebensmittelkühlschränken" klar vorzuziehen. Bei bestimmten Produkten (labile Blutbestandteile) müssen die Kühlgeräte an Notstrom angeschlossen und mit einer Alarmanlage ausgerüstet sein, welche das Unter- oder Überschreiten der zugelassenen Temperaturen bzw. der Sollwerte optisch und / oder akustisch anzeigt. Dabei ist sicherzustellen, dass der Alarm auch außerhalb der Arbeitszeit wahrgenommen wird, damit die entsprechenden Maßnahmen eingeleitet werden können. Die Funktion solcher Alarmanlagen muss regelmäßig überprüft werden.

Thermometer

Die Temperaturen in den Arzneimittellagern und -kühlschränken sind mittels Thermometern regelmäßig zu messen. Die Ergebnisse sind schriftlich festzuhalten und aufzubewahren. Die Häufigkeit der Messungen hängt auch von der Stabilität der Temperaturverhältnisse ab (Arzneimittelkühlschrank: einmal täglich).

Für die Messung von Temperaturen sind Temperaturaufzeichnungsgeräte („Datenlogger") optimal. U-förmige Minimum-Maximum-Thermometer sind akzeptabel: Falls es durch eine ungenügende Leistung des Kühlaggregats, eine nicht mehr dicht schließende Türe oder einen nächtlichen Stromausfall zu einer Überschreitung der erforderlichen Lagertemperatur gekommen ist, wird dies vom Minimum-Maximum-Thermometer angezeigt.

Auch wenn der Arzneimittelkühlschrank über eine Temperaturanzeige verfügt, sind tägliche Messungen mit einem externen Thermometer vorzunehmen. (Wann wurde das interne Thermometer das letzte Mal kalibriert? Wo befindet es sich?) Die gleichzeitige Lagerung von Lebensmitteln in Arzneimittelkühlschränken ist grundsätzlich zu vermeiden (Kontaminationsgefahr).

Betäubungsmittel (BTM)
Diese müssen getrennt von allen anderen Waren und Medikamenten sowie unter Verschluss gelagert werden. Bei größeren Betäubungsmittelmengen können zusätzliche Sicherungsmaßnahmen vorgeschrieben werden (z. B. schwere Tresore).

Verfallene Medikamente und Medizinprodukte (Spritzen, Kanülen etc.)
Verfallene Medikamente und Medizinprodukte sind unabhängig vom Lagerort (Ampullenlager, Notfallkoffer, Kühlschrank, sterile Medizinprodukte etc.) rechtzeitig zu entfernen und einer geregelten Entsorgung zuzuführen. Ein Behältnis für verfallene Produkte ist als solches zu kennzeichnen und getrennt von den nicht verfallenen Produkten zu platzieren (Vermeidung von Verwechslungen).

Medikamente in Fahrzeugen
Medikamente in Notfallkoffern, die im Auto mitgeführt werden, können extremen Temperaturen ausgesetzt sein (Sommer, Winter) und sich schneller zersetzen. Deshalb sind Notfallkoffer regelmäßig zu kontrollieren, und die Medikamente sind mindestens einmal pro Jahr vollständig zu ersetzen. Kann das Auto nicht an einem vor Wärme und Kälte geschützten Ort geparkt werden, ist es sinnvoll, den Notfallkoffer jeweils in die Praxis mitzunehmen.

2.2 Betriebsanweisungen

2.2.1 Allgemeines

Die Gefahrstoffverordnung (GefStoffV) und Biostoffverordnung (BioStoffV) verlangen von Arbeitgebern gegenüber ihren Beschäftigten beim Umgang mit gefährlichen Stoffen besondere Fürsorgepflichten. Hinter dieser Schutzpflicht verbirgt sich ein klar umrissener Maßnahmenkatalog zum Schutz des Lebens und der Gesundheit der Mitarbeiter.

Gefahrstoffe (chemische oder physikalische Gefährdung)
Als erste Maßnahme hat der Praxisinhaber zu prüfen, ob überhaupt Gefahrstoffe in seiner Praxis zum Einsatz kommen. Unterschieden wird hier zunächst zwischen Lagerung (passiv, die Stoffe werden nicht eingesetzt) und dem Umgang.

Wichtig:
- Das Abfüllen aus gelagerten Gebinden in kleinere gilt bereits als aktive Lagerung bzw. Umgang.

Bei der Lagerung müssen zusätzlich die Lagervorschriften der Betriebssicherheitsverordnung und die besonderen Lagerbestimmungen (Wasserhaushaltsgesetz, technische Regeln „Brennbare Flüssigkeiten" usw.) beachtet werden. Hierzu zählen auch Zugangsbeschränkungen für Betriebsfremde bzw. nicht eingewiesenes Personal.

Grundlage der Ermittlung ist das Gefahrstoffverzeichnis, das jeder Praxisinhaber führen muss, der mit Gefahrstoffen umgeht / umgehen lässt. In diesem Kataster sollten mindestens folgende Informationen hinterlegt sein:
- Bezeichnung des Gefahrstoffs,
- Einstufung des Gefahrstoffs oder Angaben zu den gefährlichen Eigenschaften,
- Angaben zu den im Betrieb verwendeten Mengenangaben,
- Bezeichnung der Arbeitsbereiche, in denen Beschäftigte dem Gefahrstoff ausgesetzt sein können.

Sicherheitsdatenblätter müssen dem gewerblichen Nutzer durch den Hersteller bzw. Lieferanten kostenlos und unaufgefordert zur Verfügung gestellt werden. Ferner müssen dem Nutzer bei gravierenden Änderungen ebenfalls neue Sicherheitsdatenblätter übersandt werden. In der Praxis gestaltet sich dies leider noch immer sehr unterschiedlich.

Praxistipp:
- Aktualisieren Sie einmal jährlich die in der Praxis zum Einsatz kommenden Sicherheitsdatenblätter, um Überalterungen zu vermeiden.

Nach Ermittlung der vorhandenen Gefährdungen ist der Arbeitgeber weiterhin in der Pflicht. Er muss nun prüfen, ob Ersatzstoffe existieren, die geringere Risiken haben, oder ob gänzlich auf den Einsatz solcher Stoffe / Methoden verzichtet werden kann.

Ihr Einsatz muss zumutbar sein, d. h., eventuelle Mehrkosten müssen in einem sinnvollen Verhältnis zum Nutzen bzw. dem erreichbaren Schutz sein. Allein ein höherer Preis rechtfertigt jedoch nicht den Verzicht auf Ersatzstoffe. Beim Kostenvergleich sollte übrigens nicht nur der Einkaufspreis in Betracht gezogen werden: Ersatzstoffe können die Entsorgungskosten z. T. erheblich reduzieren.

Erst wenn weder auf die Gefahrstoffe ganz verzichtet werden kann noch Ersatzstoffe einsetzbar sind, dürfen überhaupt Gefahrstoffe genutzt werden.

Über die Gefährdungen, Langzeitwirkungen und Schutzmaßnahmen muss der Arbeitgeber seine Beschäftigten informieren. Diese Information muss immer vor Aufnahme einer neuen Tätigkeit und darüber hinaus in ausreichenden und regelmäßigen Abständen erfolgen.

Biostoffe (biologische Gefährdung)
Was für den Umgang mit Gefahrstoffen gilt, greift in ähnlicher Form für biologische Arbeitsstoffe. Auch hier muss der Praxisinhaber eine Gefährdungsbeurteilung durchführen und nach § 12 BioStoffV arbeitsbereichs- und stoffbezogene Betriebsanweisungen erstellen, anhand deren die Mitarbeiter über vorhandene Gefährdungen und geeignete Schutzmaßnahmen unterwiesen werden.

Muster „Gefahrstoffverzeichnis"

Nr.	Produktbezeichnung / Handelsname	Hersteller/ Lieferant	Inhaltsstoffe	nach RL 67/548/EWG bzw. RL 1999/45/EG			nach Verordnung EG Nr. 1272/2008			WGK	Verwendungszweck	Arbeitsbereich	Verwendete Mengenbereiche (z. B. ml oder kg)	Sonstige Bemerkungen (z. B. erforderliche Maßnahmen)	SDB (Datum / Nr.)
				Gef.-Symbole-Code	Einstufung (R-Sätze)	S-Sätze	Piktogramm Code	H-Sätze	P-Sätze						
1															
2															
3															
4															
5															
6															
7															
8															
9															
10															
11															
12															
13															
14															

2.2.2 Mitarbeiterunterweisungen

Die Information der Mitarbeiter muss in einer für sie verständlichen Form erfolgen. Der Praxisinhaber muss sich davon überzeugen, dass seine Informationen und Anweisungen verstanden und angewandt werden, z. B. durch Stichprobenkontrollen.

Wichtigstes Instrument der Information der Mitarbeiter ist die Betriebsanweisung. Grundlage der Betriebsanweisung ist § 14 der GefStoffV und der § 12 der BioStoffV. Sie soll in der Sprache der Beschäftigten abgefasst sein. Dies bedeutet, dass auf Sprachprobleme im eigentlichen Sinne ebenso Rücksicht genommen werden muss wie auf Verständnisprobleme als solche.

Lange wissenschaftliche Abhandlungen verwirren mehr, als dass sie informieren. Daher sollen Betriebsanweisungen kurze und präzise Informationen enthalten. Gerade bei schriftlichen Informationen ist wichtig: Können alle Mitarbeiter tatsächlich lesen? Denn so abstrus dies im ersten Moment klingen mag: Es gibt immer wieder Arbeitnehmer, die nicht oder nur unzureichend lesen können. Sie müssen dann besonders unterwiesen werden.

Die durchzuführenden Unterweisungen erfolgen anhand der Betriebsanweisungen. Zudem müssen den Beschäftigten die Betriebsanweisungen jederzeit zur Verfügung stehen, z. B. durch einen Aushang am Arbeitsplatz. Ein Aushang am Arbeitsplatz oder an der Entnahmestelle für Gefahrstoffe wäre eine solche Möglichkeit.

Inhaltlich können Betriebsanweisungen sowohl stoff- als auch tätigkeitsbezogen erstellt werden. Stoffbezogene Anweisungen sind immer dann sinnvoll, wenn mit einem gefährlichen Arbeitsstoff an verschiedenen Stellen umgegangen werden soll (z. B. Desinfektionsmittel, Blut). Tätigkeitsbezogene Anweisungen sollten immer dann genutzt werden, wenn die Arbeitsabläufe komplex sind und das daraus resultierende Risiko entsprechend hoch ist.

Durchgeführte Unterweisungen müssen dokumentiert werden. Diese Dokumentation weist mindestens folgende Inhalte auf:

- Ort und Datum der Unterweisung
- Dauer der Unterweisungen
- Durchführender
- Anwesende (Bestätigung durch Unterschrift)
- Behandelte Themen (möglichst präzise; wenn schriftliche Unterlagen ausgehändigt wurden, gehört eine Kopie zum Unterweisungsprotokoll)

Ein besonderes Augenmerk sollte der Arbeitgeber Personengruppen widmen, für die der Verordnungsgeber besondere Fürsorge- und Schutzpflichten definiert hat.

- Grundsätzlich dürfen Jugendliche unter 18 Jahren mit Gefahrstoffen und biologischen Arbeitsstoffen nur umgehen, wenn dies im Zuge ihrer Ausbildung zwingend erforderlich ist und unter Aufsicht erfolgt.
- Werdende und stillende Mütter sind ebenfalls vor dem Einfluss schädlicher Stoffe zu schützen.

Betriebsanweisung „Aufbereitung von Instrumenten"

BETRIEBSANWEISUNG nach § 12 Abs. 1 Biostoffverordnung	Datum:
Nummer/Datum: **Bearbeiter/-in:** **Verantwortlich:** **Arbeitsbereich:** **Arbeitsplatz/Tätigkeit:**	Unterschrift(en) Verantwortliche(r)

BEZEICHNUNG DER TÄTIGKEIT

Aufbereitung von Instrumenten (unreine Seite), siehe auch TRBA 250

GEFÄHRDUNGEN FÜR DAS PERSONAL

Hepatitis- B-, C- und D-Viren sowie das Humane Immundefizienzvirus können über Stich- und Schnittverletzungen durch spitze oder scharfe mit Blut und Körperflüssigkeiten kontaminierte Instrumente übertragen werden. (Infektionsrisiko bei 6-30 % Hepatitis B, 0-7 % Hepatitis C, 0,3 % HIV) Besonders Stichverletzungen mit Hohlnadeln sind problematisch. Wesentlich seltener sind Infektionen durch Verspritzen von Blut, Sekreten und Exkreten auf Schleimhäute oder Hautwunden. Die Viren gehören der Risikogruppe 3** an. Bei Umgang mit Hepatitis- B, C- oder D- bzw. HIV-positiven Patienten kann in der Regel von einer Schutzstufe 2 ausgegangen werden. Besonders gefährdet sind Mitarbeiter, die sehr häufig Tätigkeiten mit starkem Verspritzen von Blut und Körperflüssigkeiten von Hepatitis- B-, C- oder D- bzw. HIV-positiven Patienten ausführen oder diese Risikopatienten behandeln.

Die höchste Infektionsgefährdung liegt beim Aufbereiten von Instrumenten für die Reinigung vor, da hier die Instrumente noch mit Blut, Körperflüssigkeiten und Körpergewebe kontaminiert sind und das Verletzungsrisiko hoch ist. Die Desinfektion bewirkt eine Keimreduktion, deshalb ist die Gefährdung nach der Desinfektion deutlich geringer. Verletzungsrisiken bestehen insbesondere bei der manuellen Reinigung.

Bei der Reinigung gebrauchter Instrumente handelt es sich in der Regel um Tätigkeiten der Schutzstufe 2. Ausnahmen bilden Instrumente, die bei Patienten mit bekannten Erkrankungen durch Erreger der Risikogruppe 3 oder 4 eingesetzt waren.

SCHUTZMASSNAHMEN UND VERHALTENSREGELN

Organisatorische Schutzmaßnahmen:

- Hygieneplan erstellen und beachten.
- Keine Lebensmittel im Arbeitsbereich aufbewahren, nicht essen, trinken oder rauchen.
- Besondere Schutzmaßnahmen sind bei der Aufbereitung von Instrumenten, die bei CJK- oder vCJK-Patienten oder Patienten mit vergleichbaren spongiformen Enzephalopathien oder entsprechenden Verdachtsfällen eingesetzt waren, erforderlich. Hinweise zum Vorgehen in diesen Fällen unter: „Krankenversorgung und Instrumentensterilisation bei CJK-Patienten und CJK-Verdachtsfällen", Erstveröffentlichung im Bundesgesundheitsbl. 7/1998, 279-285; Beschluss 603 der Bundesanstalt für Arbeitsschutz und Arbeitsmedizin.
- Die maschinelle Aufbereitung ist der manuellen Aufbereitung vorzuziehen.
- Unreine und reine Seite in der Aufbereitung sind zu trennen.
- Spitze und scharfe Instrumente oder Instrumententeile sind sinnvoll und separat getrennt von Tüchern und Tupfern auf einem Sieb oder in einer Nierenschale abzulegen. Schon im OP sollten fehlsortierte Tupfer, Tücher und Einmalmaterialien mittels Pinzette oder Zange daraus entfernt werden.
- Skalpelle, Nadeln, Kanülen sind in stich- und bruchfeste Einmalgefäße zu entsorgen, die den Abfall sicher umschließen. Falls sie aufgenommen werden müssen, sollte dies mit Pinzetten erfolgen.
- MIC-Instrumente, welche zur Instrumentenaufbereitung demontiert werden müssen, sind schon bei der Demontage auf den MIC-Reinigungswagen aufzustecken.
- Schläuche und Kabel sollten jeweils separat abgeworfen werden, um ein Verheddern zu vermeiden.
- Wiederaufbereitbare Instrumente ohne Umpacken einer möglichst maschinellen desinfizierenden Reinigung zuführen (z. B. in Reinigungs- und Desinfektionsgerät (RDG)) oder geschlossenem Ultraschallreinigungsbad mit Desinfektionsmittel).

- Keine Reinigung mit Aerosolentstehung (z. B. unter dem Wasserstrahl).
- Sterilisation nach desinfizierender Reinigung und Aufbereitung.
- RKI-Richtlinie „Anforderungen an die Hygiene bei der Aufbereitung von Medizinprodukten" beachten.
- Manuelle Reinigungsarbeiten verschmutzter Instrumente sollten, wenn sie nicht vermeidbar sind, in einem separaten, gut belüfteten Raum durchgeführt werden.
- Für die Aufbereitung von Endoskopen gilt die RKI-Empfehlung.
- Gut belüfteter Raum.

Arbeitsmedizinische Vorsorge:
- In allen Fällen Vorsorgeuntersuchung auf Hepatitis B und C und Angebot einer Hepatitis-B-Impfung nach Anhang IV der Biostoffverordnung (G 42).
- Bei TBC-Exposition Vorsorgeuntersuchung auf TBC.
- Eine HIV-Vorsorgeuntersuchung ist zu empfehlen.
- Ggf. müssen weitere Impfungen / Untersuchungen angeboten werden.
- Falls Tragen von Atemschutz notwendig ist: G 26-Vorsorgeuntersuchung.
- Bei Feuchtarbeiten von regelmäßig vier oder mehr Stunden am Tag ist die Hautuntersuchung nach G 24 als Pflichtuntersuchung durchzuführen. Bei Feuchtarbeit von regelmäßig mehr als zwei Stunden pro Tag ist sie den Mitarbeitern anzubieten.
- Grippeimpfung empfohlen.

Persönliche Schutzmaßnahmen:
- Lange Schutzhandschuhe aus Latex, ggf. Nitril oder Neopren (dicht gegen Mikroorganismen und beständig gegen Desinfektionsmittel) bei der manuellen Reinigung tragen. Siehe auch RKI-Empfehlungen zur Aufbereitung von Endoskopen.
- Bei manueller Reinigung Tragen von Mund-Nasen-Schutz, außer wenn hinter Abschirmung gearbeitet wird.
- Dicht schließende Schutzbrille mit Seitenschutz, wenn mit Verspritzen oder Versprühen von Körperflüssigkeiten gerechnet werden muss. Schutzbrille mit eingeschliffenen Gläsern ist vorzuziehen.
- Tragen von Bereichskleidung. Flüssigkeitsdichte ausreichend lange Schutzkleidung, wenn mit Durchnässen der Kleidung zu rechnen ist. Getränkte Kleidung ist baldmöglichst zu wechseln.
- Tragen von geschlossenen flüssigkeitsdichten Schuhen.

Hygienemaßnahmen/-plan:
Hygienische Händedesinfektion vor Beginn der Tätigkeit, hygienische Händedesinfektion und Hautpflege nach Ende der Tätigkeit und vor Pausen. Siehe auch: Anforderungen an die Hygiene bei der Aufbereitung von Medizinprodukten des RKI.

VERHALTEN IM GEFAHRENFALL / ERSTE HILFE

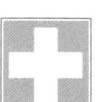

- Bei Verletzung oder Kontamination mit infektiösen Materialien oder Körperflüssigkeiten: unverzügliche Meldung z. B. beim Vorgesetzten, D-Arzt oder im Erste-Hilfe-Plan genannten Stellen, Maßnahme dokumentieren und an vom Arbeitgeber benannte Stelle (z. B. betriebseigenes Erfassungssystem) melden.
- Haut mit einem desinfektionsmittelgetränkten Einmaltuch reinigen, waschen, mit gegen den Erreger wirksamem Desinfektionsmittel desinfizieren.
- Kontaminierte Kleidung wechseln.
- Auge: sofortiges Spülen mit isotoner wässriger PVP-Jodlösung 2,5 %. Beim Spülen bei geöffnetem Lidspalt 15 Minuten fließendes Wasser von der Nase weg über das kontaminierte Auge laufen lassen, ggf. geeignete desinfizierende Augentropfen, dann D-Arzt-Ambulanz.
- Verschlucken: Mund mit Leitungswasser, ggf. geeignetem Desinfektionsmittel zur Anwendung auf Schleimhaut spülen, D-Arzt-Ambulanz.
- Schleimhäute: ggf. geeignetes Desinfektionsmittel zur Anwendung auf Schleimhaut, dann D-Arzt- Ambulanz.
- Wunde: Blutung > 1 Minute anregen, mit viruswirksamem Desinfektionsmittel > 10 Minuten lang ausspülen. Reinigung mit Wasser und Seife, Ersthelfer/D-Arzt/Betriebsarzt/ggf. auf Erste-Hilfe-Plan genannte Stelle (z. B. AIDS-Zentrum) benachrichtigen.

– Bei Verletzung mit Blut-kontaminierten spitzen oder scharfen Instrumenten oder bei Blutkontakt mit verletzter Haut oder Schleimhaut: Überprüfung des Serostatus von Spender und Empfänger (ggf. Schnelltest), bei infektiösem Spender oder Spender aus Risikogruppe Postexpositionsprophylaxe einleiten. Bei HIV-Infektion muss die Therapie innerhalb zweier Stunden begonnen werden.
MASSNAHMEN NACH ABSCHLUSS DER TÄTIGKEIT
– Vor dem Verlassen der unreinen Seite ist die Schutzkleidung abzulegen. – Kontaminierte Arbeits- und Schutzkleidung ist entsprechend Hygieneplan zu sammeln und vom Arbeitgeber aufzubereiten. – Hygienische Händedesinfektion.

Betriebsanweisung „Blutabnahme"

BETRIEBSANWEISUNG nach § 12 Abs. 1 Biostoffverordnung	Datum: _____
	Unterschrift(en) Verantwortliche(r)

Nummer/Datum: _____
Bearbeiter/-in: _____
Verantwortlich: _____
Arbeitsbereich: _____
Arbeitsplatz/Tätigkeit: _____

BEZEICHNUNG DER TÄTIGKEIT

Blutabnahme

GEFÄHRDUNGEN FÜR DAS PERSONAL

Infektionsgefahr (Hepatitis B, C und HIV) durch
- Schnitt- und Stichverletzungen mit verunreinigten Nadeln, Lanzetten o. Ä.
- Blut und Blutbestandteile, die auf kleinste Hautdefekte gelangen
- Spritzer virushaltigen Materials auf die Augenschleimhaut
- Kontakt Virus-kontaminierter Finger mit Augen und Mund

SCHUTZMASSNAHMEN UND VERHALTENSREGELN

Organisatorische Schutzmaßnahmen:
- Blutabnahme darf nur vom Fachpersonal vorgenommen werden.
- Sichere Blutentnahmesysteme für Risikobereiche verwenden.
- Blutentnahmetabletts verwenden.
- Kanülenabwurfbehälter am Ort der Maßnahme.
- Kanülen kontrolliert in den Kanülenabwurfbehälter geben.
- Gebrauchte stechende und schneidende Instrumente niemals offen transportieren.
- Kanülen nicht in Schutzkappen zurückstecken (nur mit Rücksteckhilfe zulässig).

Arbeitsmedizinische Vorsorge:
- Arbeitsmedizinische Untersuchungen nach G 42 bzw. § 15 BioStoffV durchführen.
- Hepatitis-B-Impfprophylaxe.

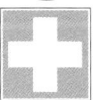

Persönliche Schutzmaßnahmen:
- Für die Blutabnahme Handschuhe tragen (Latex puderfrei).
- Bei Gefahr des Verspritzens von Blut und Körperflüssigkeiten Mund-Nasen-Schutz und Schutzbrille tragen.
- Gegebenenfalls flüssigkeitsdichten Schutzkittel tragen.
- Keine Ringe / Schmuck u. Ä. an den Händen und Unterarmen tragen. Blutabnahmen sind nur mit kurzen Fingernägeln zulässig. Das Tragen von künstlichen Fingernägeln sowie sämtliche Art von Nagelschmuck sind nicht zulässig.

Hygienemaßnahmen/-plan:
- Hygieneplan erstellen und beachten!
- Hygienische Händedesinfektion nach dem Ablegen von Einmalhandschuhen.
- Sofortige Flächendesinfektion bei sichtbarer Kontamination von Flächen und Gegenständen mit Blut- und Körperflüssigkeiten.

VERHALTEN IM GEFAHRENFALL / ERSTE HILFE

Kanülenstichverletzungen:
- Blutung anregen, ausspülen.
- Desinfektion der Wundstelle mit viruswirksamen Desinfektionsmitteln, Tupfer oder Kompresse über mindestens 10 Minuten.
- Schnellstmögliches Aufsuchen des D-Arztes.

Hautkontakt:
- Einmaltuch mit Desinfektionsmittel tränken und grobe Verunreinigungen abwischen, dann waschen.
- Desinfektion des Areals mit viruswirksamen Desinfektionsmitteln.

SACHGERECHTE ENTSORGUNG
– Spitze und scharfe Gegenstände umgehend in die durchstichsicheren Abwurfbehälter geben.
– Abwurfbehälter max. 3/4 füllen. Diese Gegenstände nie in Abfallsäcke entsorgen.
– Abfallsäcke niemals zusammendrücken, nicht mit den Händen nachdrücken oder sortieren.
– Abfallbehälter nur an der Außenseite anfassen, nie hineingreifen.
– Bei der Entsorgung Behälter nicht vor sich tragen.
– Wäsche in die entsprechenden Wäschesäcke.
– Entsorgungsplan der Einrichtung beachten.

Betriebsanweisung „Verbandswechsel"

BETRIEBSANWEISUNG nach § 12 Abs. 1 Biostoffverordnung	Datum: _____

Nummer/Datum: _____
Bearbeiter/-in: _____
Verantwortlich: _____
Arbeitsbereich: _____
Arbeitsplatz/Tätigkeit: _____

Unterschrift(en) Verantwortliche(r)

BEZEICHNUNG DER TÄTIGKEIT

Verbandswechsel

GEFÄHRDUNGEN FÜR DAS PERSONAL

Hepatitis- B-, C- und D-Viren sowie das Humane Immundefizienzvirus können über Stich- und Schnittverletzungen durch spitze oder scharfe mit Blut und Körperflüssigkeiten kontaminierte Instrumente übertragen werden. (Infektionsrisiko bei 6-30 % Hepatitis B, 0-7 % Hepatitis C, 0,3 % HIV) Besonders Stichverletzungen mit Hohlnadeln sind problematisch. Wesentlich seltener sind Infektionen durch Verspritzen von Blut, Sekreten und Exkreten auf Schleimhäute oder Hautwunden. Die Viren gehören der Risikogruppe 3** an. Bei Umgang mit Hepatitis- B-, C- oder D- bzw. HIV-positiven Patienten kann in der Regel von einer Schutzstufe 2 ausgegangen werden. Besonders gefährdet sind Mitarbeiter, die sehr häufig Tätigkeiten mit starkem Verspritzen von Blut und Körperflüssigkeiten von Hepatitis- B-, C- oder D- bzw. HIV-positiven Patienten ausführen oder diese Risikopatienten behandeln.

SCHUTZMASSNAHMEN UND VERHALTENSREGELN

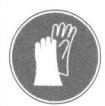

Organisatorische Schutzmaßnahmen:
- Hygieneplan erstellen und beachten.
- Keine Lebensmittel im Arbeitsraum aufbewahren, nicht essen, trinken oder rauchen.
- Instrumente sollten möglichst so eingesetzt werden, dass Verletzungen vermieden werden (z. B. Übergabe von Instrumenten mit dem Griff in Richtung beteiligter Personen).
- Spitze und scharfe Instrumente sind separat getrennt von Tüchern und Tupfern auf einem Sieb oder in einer Nierenschale abzulegen.
- Skalpelle sind in stich- und bruchfeste Einmalgefäße zu entsorgen. Falls sie aufgenommen werden müssen, sollte dies mit Pinzetten erfolgen.
- Hautkontakt mit der Wunde sollte soweit möglich durch Werkzeuggebrauch vermieden werden.
- Bei der Drainage sollten Einwegsysteme verwendet werden.

Arbeitsmedizinische Vorsorge:
- In allen Fällen Vorsorgeuntersuchung auf Hepatitis B und C und Angebot einer Hepatitis-B-Impfung nach Anhang IV der Biostoffverordnung (G 42).
- Bei TBC-Exposition Vorsorgeuntersuchung auf TBC.
- Eine HIV-Vorsorgeuntersuchung ist zu empfehlen.
- Ggf. müssen weitere Impfungen / Untersuchungen angeboten werden.
- Falls Tragen von Atemschutz notwendig ist: G 26-Vorsorgeuntersuchung.
- Grippeimpfung empfohlen.

Persönliche Schutzmaßnahmen:
- Proteinarme, thiuramfreie, ungepuderte sterile Einmalhandschuhe aus Latex, ggf. Nitril oder Neopren, bei bekannt infektiösen Patienten besser Tragen von doppelten Handschuhen oder von Handschuhen mit Durchstichindikator. Bei bekannt infektiösen Patienten Tragen von geeignetem Atemschutz (z. B. bei TBC FFP2), wenn Infektion aerogen übertragen wird.
- Dicht schließende Schutzbrille mit Seitenschutz, wenn mit Verspritzen oder Versprühen von Körperflüssigkeiten gerechnet werden muss. Schutzbrille mit eingeschliffenen Gläsern ist vorzuziehen (z. B. Abszessbildung).
- Flüssigkeitsdichte Schutzkleidung, wenn mit Gefahr der Durchfeuchtung der Kleidung zu rechnen ist. Getränkte Kleidung ist so bald als möglich zu wechseln.

Hygienemaßnahmen/-plan:
- Hygieneplan erstellen und beachten.
- Hygienische Händedesinfektion vor Beginn der Tätigkeit und nach Ende der Tätigkeit.

VERHALTEN IM GEFAHRENFALL / ERSTE HILFE

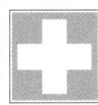

- Bei Verletzung oder Kontamination mit infektiösen Materialien oder Körperflüssigkeiten: unverzügliche Meldung z. B. beim Vorgesetzten, D-Arzt oder im Erste-Hilfe-Plan genannten Stellen, Maßnahme dokumentieren und an vom Arbeitgeber benannte Stelle (z. B. betriebseigenes Erfassungssystem) melden.
- Haut mit einem desinfektionsmittelgetränkten Einmaltuch reinigen, waschen, mit gegen den Erreger wirksamem Desinfektionsmittel desinfizieren.
- Kontaminierte Kleidung wechseln.
- Auge: sofortiges Spülen mit isotoner wässriger PVP-Jodlösung 2,5 %. Beim Spülen bei geöffnetem Lidspalt 15 Minuten fließendes Wasser von der Nase weg über das kontaminierte Auge laufen lassen, ggf. geeignete desinfizierende Augentropfen, dann D-Arzt-Ambulanz.
- Verschlucken: Mund mit Leitungswasser, ggf. geeignetem Desinfektionsmittel zur Anwendung auf Schleimhaut spülen, D-Arzt-Ambulanz.
- Schleimhäute: ggf. geeignetes Desinfektionsmittel zur Anwendung auf Schleimhaut, dann D-Arzt-Ambulanz.
- Wunde: Blutung >1 Minute anregen, mit viruswirksamem Desinfektions-mittel > 10 Minuten lang ausspülen. Reinigung mit Wasser und Seife, Ersthelfer / D-Arzt / Betriebsarzt / ggf. auf Erste-Hilfe-Plan genannte Stelle (z. B. AIDS-Zentrum) benachrichtigen.
- Bei Verletzung mit blutkontaminierten spitzen oder scharfen Instrumenten oder bei Blutkontakt mit verletzter Haut oder Schleimhaut: Überprüfung des Serostatus von Spender und Empfänger (ggf. Schnelltest), bei infektiösem Spender oder Spender aus Risikogruppe Postexpositionsprophylaxe einleiten. Bei HIV-Infektion muss die Therapie innerhalb zweier Stunden begonnen werden.

MASSNAHMEN NACH ABSCHLUSS DER TÄTIGKEIT

- Kontaminierte Arbeits- und Schutzkleidung ist entsprechend Hygieneplan zu sammeln und vom Arbeitgeber aufzubereiten.
- Spitze und scharfe Einmalinstrumente in stich- und bruchfeste Behältnisse entsorgen, die den Abfall sicher umschließen.
- Wiederaufbereitbare Instrumente ohne Umpacken einer möglichst maschinellen desinfizierenden Reinigung zuführen (z. B. im Desinfektionsautomat oder geschlossenen Ultraschallreinigungsbad mit Desinfektionsmittel).

3. Personal- und Patientenschutz

3.1 Durchführung der Gefährdungsbeurteilung

Es ist Aufgabe der Praxisleitung, Gefährdungen zu beurteilen, die von Arbeitsplätzen und Tätigkeiten ausgehen, und geeignete Maßnahmen zum Schutz der Beschäftigten zu planen und umzusetzen.

Die Durchführung der Gefährdungsbeurteilung ist im Arbeitsschutzgesetz und der BGV A1 als verbindliches Element des betrieblichen Arbeitsschutzes für alle Betriebe vorgeschrieben.

Praxen, die aufgrund der durchgeführten Tätigkeiten zusätzlich in den Geltungsbereich der Gefahrstoffverordnung und der Biostoffverordnung fallen, müssen insbesondere Arbeitsplätze und Tätigkeiten beurteilen, bei denen von chemisch-physikalischer oder biologischer Gefährdung ausgegangen werden kann.

Die Gefährdungsbeurteilung sollte durch Betriebsarzt und Fachkraft für Arbeitssicherheit erstmalig vor Aufnahme der Beschäftigung durchgeführt, dokumentiert und wiederkehrend aktualisiert werden.

3.1.1 Gefährdungsbeurteilung nach Gefahrstoffverordnung

Zentrales Element des Umgangs mit Gefahrstoffen ist die Gefährdungsbeurteilung. Die geltenden Anforderungen wurden mit Inkrafttreten der neuen Gefahrstoffverordnung im November 2010 überarbeitet, sodass sich für viele Praxen hier konkreter Handlungsbedarf ergibt.

Welche Dokumentationsbestandteile Sie in Ihrer Praxis vorhalten müssen und wie Sie vorgehen, um eine vollständige und dennoch schlanke Gefährdungsbeurteilung zu erstellen, lesen Sie nachfolgend.

Gefahrstoffverzeichnis

Die in der Praxis zum Einsatz kommenden Gefahrstoffe müssen nach § 6 Abs. 10 der neuen Gefahrstoffverordnung in einem Gefahrstoffverzeichnis gelistet werden. Gefahrstoffe, die nur zu einer geringen Gefährdung führen, brauchen zwar nicht in das Gefahrstoffverzeichnis aufgenommen werden, es empfiehlt sich jedoch aus Gründen der Übersichtlichkeit, alle Stoffe zu erfassen.

Das Gefahrstoffverzeichnis muss mindestens folgende Angaben umfassen:

- Bezeichnung des Gefahrstoffs
- Einstufung des Gefahrstoffs oder Angaben zu den gefährlichen Eigenschaften
- Angaben zu den Gefahrstoffmengen in der Praxis
- Nennung der Arbeitsbereiche, in denen mit den Gefahrstoffen gearbeitet wird
- Verweis auf die in der Praxis zum Einsatz kommenden Sicherheitsdatenblätter

Informationsermittlung

Wurden die zum Einsatz kommenden Stoffe erfasst, geht es in einem zweiten Schritt darum, möglichst viele Informationen über die Stoffe und die Tätigkeiten zu erhalten, um etwaige Gefährdungen beurteilen zu können. Folgende Informationen sollten beschafft werden:

- Gefährliche Eigenschaften der Stoffe und Zubereitungen
- Informationen des Herstellers oder Inverkehrbringers (Sicherheitsdatenblatt)
- Art und Ausmaß der Exposition (zeitlicher Kontakt und Menge des Gefahrstoffs)
- Möglichkeiten einer Substitution (Suche nach Stoffen mit geringerer Gefährdung)
- Arbeitsbedingungen und Arbeitsverfahren
- Arbeitsplatzgrenzwerte
- Mögliche und vorhandene Schutzmaßnahmen und deren Wirksamkeit
- Schlussfolgerungen aus durchgeführten arbeitsmedizinischen Vorsorgeuntersuchungen

Neben den Angaben des Sicherheitsdatenblatts finden sich wichtige Informationen zu den Gefahrstoffen oder Zubereitungen auf den Etiketten der Gebinde und in einer möglicherweise durch den Hersteller mitgelieferten Gefährdungsbeurteilung. Folgende weitere Informationsquellen sind hilfreich:

- Technische Regeln für Gefahrstoffe (Übersicht unter www.baua.de)
- Angaben auf der Verpackung, Gebrauchsanweisungen, Technische Merkblätter
- Branchen- oder tätigkeitsspezifische Hilfestellungen (z. B. Regeln und Informationen der Unfallversicherungträger, Handlungsanleitungen zur guten Arbeitspraxis, Schutzleitfäden)
- Branchenbezogene Gefahrstoff- und Produktbewertungen der Unfallversicherungträger (z. B. Gefahrstoffinformationssystem der Berufsgenossenschaften)
- Stoffinformation der Bundesländer und der Unfallversicherungträger (z. B. Gefahrstoffdatenbank der Länder [GDL], BGIA-Stoffdatenbank [GESTIS], Informationssystem für gefährliche Stoffe [IGS] des Landes Nordrhein-Westfalen)
- Einfaches Maßnahmenkonzept Gefahrstoffe (EMKG) der Bundesanstalt für Arbeitsschutz und Arbeitsmedizin

Wichtig:
Selbst wenn der Hersteller eine Gefährdungsbeurteilung mitliefert, ist dennoch die Durchführung einer eigenen Beurteilung in der Praxis erforderlich, um auf die betriebsspezifischen Gegebenheiten eingehen zu können.

Beurteilung der Gefährdungen
Die mit den Tätigkeiten verbundenen inhalativen, dermalen und physikalisch-chemischen Gefährdungen werden getrennt voneinander beurteilt und in der Gefährdungsbeurteilung dokumentiert. Typische Tätigkeiten in der Arzt-/Zahnarztpraxis mit Gefahrstoffkontakt sind u. a.

- Reinigungs- und Desinfektionstätigkeiten
- Wartungs- und Instandsetzungsarbeiten
- Transport in der Praxis
- Entsorgungstätigkeiten

Folgende Informationen geben Auskunft über bestehende Gefährdungen:

- Erkenntnisse aus der Arbeitsplatzbegehung
- Gespräche mit den Beschäftigten
- Zum Einsatz kommende Verfahren, Arbeitsmittel und Arbeitstechniken
- Menge der am Arbeitsplatz gelagerten oder verwendeten Gefahrstoffe
- Art, Ausmaß, Dauer und Verlauf der Gefahrstoffexposition durch Einatmen oder Hautkontakt, ggf. auch durch unbewusste orale Aufnahme bei mangelnder Hygiene
- Vorhandene Schutzmaßnahme, z. B. Lüftungseinrichtungen
- Mögliche Störungen des Betriebsablaufs

Das Gefährdungspotenzial von Gefahrstoffen für die Beschäftigten ist sehr unterschiedlich und reicht von leichten Irritationen der Haut bis zur Verursachung von Krebserkrankungen und Schäden für das ungeborene Leben.

Die neue Gefahrstoffverordnung unterscheidet folgende Gefährlichkeitsmerkmale:

- explosionsgefährlich
- brandfördernd
- hoch entzündlich
- leicht entzündlich
- entzündlich
- sehr giftig
- giftig
- gesundheitsschädlich
- ätzend
- reizend
- sensibilisierend
- krebserzeugend
- fortpflanzungsgefährdend
- erbgutverändernd
- umweltgefährlich

Die Kennzeichnung der Gefahrstoffe erfolgt auf Grundlage der Verordnung (EG) Nr. 1272/2008 (CLP-Verordnung), die am 20. Januar 2009 in Kraft getreten ist. Folgende Piktogramme kommen zum Einsatz:

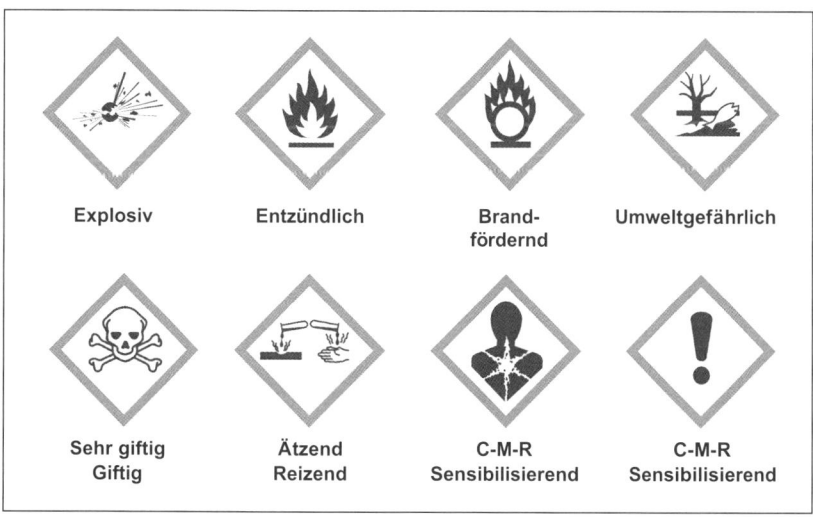

Reine Stoffe werden bereits seit 01.12.2010 mit den neuen Piktogrammen gekennzeichnet, für Gemische und Zubereitungen läuft die Übergangsfrist bis zum 01. Juni 2015.

Grundpflichten der Praxisleitung

Die Praxisleitung muss Gefährdungen der Gesundheit der Mitarbeiter ausschließen. Ist dies nicht möglich, müssen sie auf ein Minimum reduziert werden. Um den bestmöglichen Schutz vor schädigenden Einflüssen zu erzielen, sollten die Schutzmaßnahmen in der folgenden Maßnahmenhierarchie zum Einsatz kommen:

1. Zunächst muss eine **Substitutionsprüfung** erfolgen. Ziel ist, festzustellen, ob Stoffe, Zubereitungen und Verfahren zum Einsatz kommen können, die bei gleicher Wirkung eine geringere Gefährdung nach sich ziehen. Kommen in der Praxis zum Beispiel aldehydhaltige Instrumentendesinfektionsmittel (sensibilisierend!) bei der manuellen Aufbereitung

zum Einsatz, sollte zunächst geprüft werden, ob die Instrumentenaufbereitung z. B. maschinell erfolgen könnte. Bei der Aufbereitung im Reinigungs- und Desinfektionsgerät wird die Desinfektionsleistung über Hitze erzielt, sodass auf die Verwendung von Aldehyden verzichtet werden kann.

2. Führt die Substitutionsprüfung nicht zu einer geringeren Gefährdung, muss versucht werden, eine **räumliche / technische Trennung** zur Gefahrenquelle herzustellen. Erfolgt die Instrumentenaufbereitung in der Praxis bis dato manuell, wäre eine adäquate Möglichkeit, künftig im geschlossenen System (Reinigungs- und Desinfektionsgerät) zu reinigen und zu desinfizieren. Ein Kontakt zum alkalischen Reinigungsmittel (ätzend!) ist somit ausgeschlossen.

3. Ist eine räumliche / technische Trennung in der Praxis nicht möglich, da z. B. kein Platz für ein Reinigungs- und Desinfektionsgerät vorhanden ist, sollte die **Arbeitsorganisation** so optimiert werden, dass eine Gefährdung der Mitarbeiter weitestgehend reduziert wird. Eine hervorragende organisatorische Möglichkeit sind Verfahrensbeschreibungen, die eine sichere manuelle Aufbereitung regeln und so das Risiko reduzieren. Eine weitere organisatorische Möglichkeit ist z. B. die Aufteilung der Aufbereitungstätigkeiten auf mehrere Personen, um die Expositionszeit pro Person möglichst gering ausfallen zu lassen.

4. **Persönliche Schutzausrüstung** wie Schutzbrille, Handschuhe und Einmalschürze sind die letzte Barriere der Gefahrstoffe und lassen die chemisch-physikalischen Einflussfaktoren gefährlich nahe an den menschlichen Körper, weshalb räumliche / technische oder arbeitsorganisatorische Maßnahmen stets der Vorzug gegeben werden sollte.

Achten Sie darauf, dass zur Verfügung gestellte persönliche Schutzausrüstung von den Mitarbeitern auch wirklich getragen wird, solange die Gefährdung besteht. Informieren Sie Ihre Mitarbeiter, dass Ihnen Defekte an der Schutzausrüstung oder fehlende Bestandteile unverzüglich mitgeteilt werden, damit der Mangel beseitigt werden kann.

5. **Verhaltensbedingte Maßnahmen** wie z. B. Unterweisung greifen in der Regel zu kurz, um auf Dauer einen nachhaltigen Schutz vor Gefährdungen zu erreichen. Entsprechend sind Unterweisungen auch wiederkehrend durchzuführen, um ein sicheres Arbeiten dauerhaft zu ermöglichen.

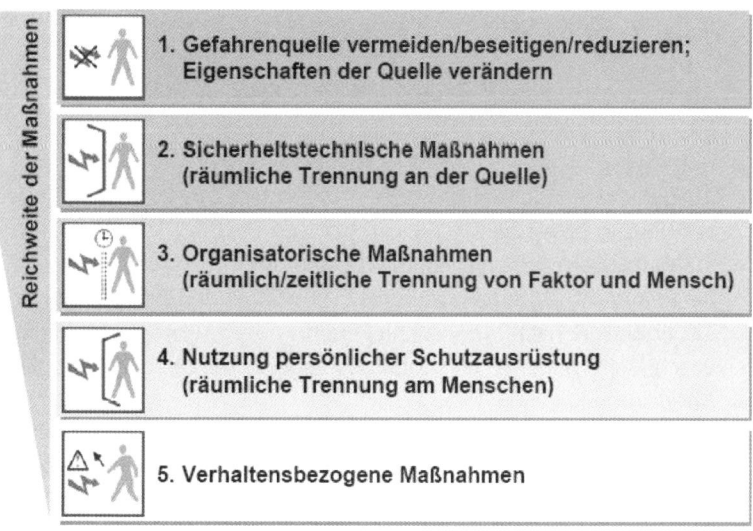

Maßnahmenhierarchie im Arbeitsschutz (Quelle: bgw – qu.int.as)

Festlegung von Schutzmaßnahmen

Bei Tätigkeiten sowohl mit gefährlichen als auch mit ungefährlichen chemischen Stoffen sind immer die in der TRGS 500 genannten Mindeststandards zu beachten. Die wesentlichen Anforderungen sind nachfolgend aufgezählt:

Mindeststandards

a) Organisatorisches

- Vorhandene Betriebsanweisungen einsehen
- Arbeitsstoffe, Schutzvorrichtungen und persönliche Schutzausrüstungen bestimmungsgemäß verwenden, Fehlgebrauch verhindern (z. B. durch geeignete Beschriftung)

- Arbeitsstoffe nur in möglichst kleinen Mengen am Arbeitsplatz aufbewahren, dass Personen nicht gefährdet werden
- Möglichst wenige Personen den Arbeitsstoffen aussetzen
- Arbeiten räumlich oder zeitlich trennen
- Freisetzung der chemischen Arbeitsstoffe durch sachgerechte Arbeitstechniken vermeiden
- Arbeitsplatz aufräumen
- Arbeitsgeräte sauber halten

b) Reinigung
- Ausgelaufene oder verschüttete Arbeitsstoffe unverzüglich mit geeigneten Mitteln beseitigen
- Staubablagerungen regelmäßig beseitigen
- Bei Reinigungsarbeiten Staub nicht unnötig aufwirbeln, nicht mit Druckluft abblasen, nach Möglichkeit Feucht- oder Nassverfahren anwenden
- Beschriftete Behälter zur Abfallbeseitigung bereitstellen, möglichst mit Abdeckung
- Rückstände von Arbeitsstoffen an den Außenseiten von Behältern bzw. Verpackungen entfernen, vor allem bei staubenden, flüssigen oder klebrigen Produkten
- Abfälle und gebrauchte Putzlappen in den dafür bereitgestellten Behältern sammeln

c) Hygiene
- Über notwendige Schutz- und Hygienemaßnahmen unterweisen, Unterweisungen regelmäßig wiederholen
- Arbeitskleidung von der Straßenkleidung getrennt aufbewahren, nicht ausschütteln oder abblasen
- Auf persönliche Hygiene achten (z. B. verschmutzte Arbeitskleidung und Körperstellen reinigen)
- Pausen- oder Bereitschaftsräume bzw. Tagesunterkünfte nicht mit stark verschmutzter Arbeitskleidung betreten
- Zum Essen, Trinken, Rauchen oder zum Schnupfen vorgesehene Räumlichkeiten oder Bereiche benutzen
- Waschgelegenheiten mit Handtüchern, Hautschutz-, Hautreinigungs- und Hautpflegemitteln versehen

d) Schutzmaßnahmen

- Schutzbrillen tragen, ggf. Augenduschen vorsehen
- Vorbeugender Hautschutz bei Feuchtarbeiten (z. B. auch beim Tragen von Einmalhandschuhen)
- Allergenarme, beständige, undurchlässige Schutzhandschuhe verwenden und stets sauber lagern
- Zum Schutz vor Hautreizung durch Fasern langärmelige, möglichst geschlossene Arbeitskleidung tragen
- Geschlossene Gebinde verwenden und nur zur Entnahme öffnen
- Beim Ab- und Umfüllen sowie bei offener Anwendung ausreichende Lüftung und geeignete Luftführung
- Arbeitsverfahren anwenden, die möglichst wenig Gase, Dämpfe oder Nebel freisetzen (z. B. möglichst keine Sprühdesinfektion). Großflächige Anwendungen vermeiden. Verarbeitungstemperatur absenken, um Freisetzung von Lösungsmitteldämpfen zu verringern
- Staubarme Verfahren anwenden
- Staubentwickelnde Arbeitsstoffe in geschlossenen Silos, Bunkern, Transportbehältern oder in Säcken aus staubdichtem Material aufbewahren, Schüttware und offene Container mit Planen abdecken
- Ablagerungsmöglichkeiten für Staub reduzieren, z. B. durch Abschrägen von Trägern, Vermeidung von textilen Oberflächen, Verkleidung von Nischen
- Höhe von Schüttstellen so weit wie möglich verringern, ggf. mit flexiblen staubdichten Umhüllungen versehen
- Ausreichende Lüftung und geeignete Lüftungsführung
- Bei Staubentwicklung im Freien mit dem Rücken zum Wind arbeiten, nicht in Staubfahne aufhalten
- Entleerte Säcke unter Staubabsaugung zusammenlegen, bündeln und pressen
- Bei Arbeiten mit kurzzeitiger starker Staubentwicklung oder bei Überkopfarbeiten Schutzbrille und ggf. geeignete Atemschutzmaske tragen

Überprüfung der Umsetzung und Wirksamkeit von Schutzmaßnahmen

In der Gefährdungsbeurteilung sollte festgelegt werden, wann die Umsetzung und Wirksamkeit der Schutzmaßnahmen überprüft werden. Wurden technische Maßnahmen realisiert, wie z. B. die Umstellung der manuellen

Instrumentenaufbereitung auf ein maschinelles Verfahren, muss das Reinigungs- und Desinfektionsgerät (RDG) wiederkehrend gewartet und geprüft werden.

Organisatorische Schutzmaßnahmen und der konsequente Einsatz der persönlichen Schutzausrüstung müssen ebenfalls wiederkehrend auf Umsetzung und Wirksamkeit beurteilt werden. Hier zeigen sich in der Praxis häufig Defizite, die der menschlichen Nachlässigkeit zuzuschreiben sind.

3.1.2 Gefährdungsbeurteilung nach Biostoff-Verordnung

Neben der chemisch-physikalischen Gefährdung sind die Mitarbeiter in human- und zahnmedizinischen Praxen Risiken durch biologische Arbeitsstoffe (Biostoffe) ausgesetzt. Um bestehende Schwachstellen zu erkennen und zu beseitigen, ist auch hier die Durchführung einer Gefährdungsbeurteilung unerlässlich.

Risikogruppen nach Biostoff-Verordnung
Biologische Arbeitsstoffe (Bakterien, Viren, Pilze etc.) werden bei Patientenkontakten übertragen und können Erkrankungen unterschiedlichen Ausmaßes nach sich ziehen. Die Biostoff-Verordnung unterteilt biologische Arbeitsstoffe gemäß deren Infektionsrisiko in vier Risikogruppen:

- Risikogruppe 1:
  Biologische Arbeitsstoffe, bei denen es unwahrscheinlich ist, dass sie beim Menschen eine Krankheit verursachen (z. B. Keime der Darmflora).

- Risikogruppe 2:
  Biologische Arbeitsstoffe, die eine Krankheit beim Menschen hervorrufen können und somit eine Gefahr für die Beschäftigten darstellen. Eine Verbreitung der Erreger in der Bevölkerung ist unwahrscheinlich, eine wirksame Vorbeugung oder Behandlung ist normalerweise möglich (z. B. Hepatitis A).

- Risikogruppe 3:
  Biologische Arbeitsstoffe, die eine schwere Krankheit beim Menschen hervorrufen können und somit eine ernste Gefahr für Beschäftigte darstellen. Das Risiko der Verbreitung in der Bevölkerung besteht, eine wirksame Vorbeugung oder Behandlung ist normalerweise möglich (z. B. Hepatitis B, Hepatitis C, HIV, Tuberkulose).

- Risikogruppe 4:
  Biologische Arbeitsstoffe, die eine schwere Krankheit beim Menschen hervorrufen und eine ernste Gefahr für Beschäftigte darstellen. Die Gefahr einer Verbreitung in der Bevölkerung ist groß, eine wirksame Vorbeugung in der Regel nicht möglich (z. B. Ebola).

Kontaminationsmöglichkeiten mit biologischen Arbeitsstoffen
In der Human- und Zahnmedizin ist eine Kontamination über mehrere Übertragungswege möglich:

- **Direkter Kontakt**
  Jeder direkte Kontakt mit biologischen Arbeitsstoffen bei der Behandlung eines Patienten, der Nachbereitung von Behandlungsräumen und der Aufbereitung von Instrumenten stellt ein potenzielles Infektionsrisiko dar. Besonders risikobehaftet ist die manuelle Aufbereitung von gebrauchten Instrumenten.

- **Spritzer**
  Spritzer von Körperflüssigkeiten stellen eine Gefahr für die Beschäftigten dar. Hautpartien im Gesicht sowie Schleimhäute in Mund, Nase und Augen sind potenzielle Übertragungswege. Bei Schleimhautkontakt erweist sich zudem die Desinfektion der kontaminierten Hautpartien als schwierig.

- **Indirekte Übertragung**
  Ebenfalls problematisch, weil vielfach unterschätzt, ist die indirekte Übertragung von Krankheitserregern mittels kontaminierter Instrumente, Materialien, Werkstücke oder Hände.

- **Aerosole und Rauche**
  Ebenfalls häufig unterschätzt, weil vielfach nicht sichtbar, ist die Kontamination mittels Aerosolen und Rauchen. Hiervon betroffen sind z. B. rotierende und oszillierende Tätigkeiten in der Zahnheilkunde oder durch hochfrequente Operationstechniken emittierte Rauche.

- **Stich- und Schnittverletzungen**
  Stich- und Schnittverletzungen durch bereits am Patienten verwendete Kanülen, Skalpelle und sonstige scharfe und spitze Gegenstände stellen ein besonderes Risiko dar, da mögliche Krankheitserreger direkt in die Blutbahn gelangen können.

Informationsermittlung

Während Gefahrstoffe meist eindeutig als gefährliche Arbeitsstoffe identifizierbar sind, erweist sich dies bei biologischen Arbeitsstoffen mitunter als schwierig. In einigen Praxen kommen zwar Anamnesebögen zum Einsatz, die Infektionskrankheiten der Patienten abfragen, diese liefern jedoch keine hinreichend verlässliche Aussage über bestehende Risiken. Generell gilt: Solange kein aktueller serologischer Befund das Gegenteil beweist, ist jeder Patient als maximal infektiös zu betrachten.

Beurteilung der Gefährdungen

Bevor eine Tätigkeit mit biologischen Arbeitsstoffen erfolgt, muss eine Gefährdungsbeurteilung durchgeführt werden, um mögliche Übertragungswege zu identifizieren und geeignete Schutzmaßnahmen in die Wege zu leiten. Die Gefährdungsbeurteilung muss unter Einbindung des Betriebsarztes und der Fachkraft für Arbeitssicherheit aktenkundig erfolgen und regelmäßig aktualisiert werden.

Festlegung von Schutzmaßnahmen

Auf Grundlage der erkannten Gefährdungen müssen Schutzmaßnahmen geplant und umgesetzt werden, die geeignet sind, die erkannten Gefährdungen zu beseitigen oder zu reduzieren. Das in Kapitel 3.1.1 dargestellte Prinzip der Maßnahmenhierarchie gilt auch bei den biologischen Arbeitsstoffen.

Geeignete Maßnahmen zum Schutz vor biologischen Arbeitsstoffen finden sich nachfolgend:

- Leicht erreichbare **Händewaschplätze** mit fließend warmem und kaltem Wasser
- Mit Unterarm oder Ellenbogen bedienbare **Spender für Händereinigungs- und Händedesinfektionslösungen** (Kontakt mit verschmutzten Händen wird vermieden)
- Bei Händereinigungs- und Händedesinfektionslösungen **Einmal- statt Mehrweggebinde** verwenden (bei unvollständiger Reinigung der Gefäße könnten sich Keime bilden)
- **Einmalhandtücher aus Papier** statt Handtücher aus Frottee
- **Separate Toiletten** für die Mitarbeiter
- **Leicht zu reinigende Böden, Wände und Arbeitsflächen**, die feucht gereinigt werden können und unempfindlich gegenüber Desinfektionsmitteln sind
- **Kanülenboxen** zur sicheren Entsorgung scharfer und spitzer Gegenstände
- Durchführung **regelmäßiger arbeitsmedizinischer Untersuchungen** (s. Kapitel 3.2)
- Erfassung des individuellen Infektionsrisikos von Patienten durch die Verwendung eines **Anamnesebogens**
- Achtsamer Umgang mit spitzen und scharfen Gegenständen, um **Verletzungen zu vermeiden**
- **Speisen und Getränke** sollten die Mitarbeiter nur in Räumen zu sich nehmen, die frei von Kontaminationsgefahr sind
- Vor Behandlungsbeginn sollten alle für die Behandlung **erforderlichen Instrumente** bereit liegen. Stellen Sie dennoch fest, dass etwas fehlt, vermeiden Sie, mit kontaminierten Handschuhen in eine Schublade zu greifen, sondern organisieren Sie, dass Ihnen fachgerecht assistiert wird.
- Um **Flächenkontaminationen** zu vermeiden, sollten Sie schwierig zu reinigende Flächen vor Beginn der Behandlung **abdecken**. Sie reduzieren den Zeitaufwand für die Flächenreinigung auf diese Weise erheblich.
- Ein aktueller und gültiger **Hygieneplan** muss in der Praxis vorhanden sein.

- Die **Berufskleidung** des Praxisteams sollte regelmäßig, mindestens jedoch zweimal wöchentlich sowie zusätzlich bei Sichtverschmutzung gereinigt werden.
- Um Kontakt zwischen **Privat- und Berufskleidung** zu vermeiden, sollten diese getrennt gelagert werden. Dies verhindert, dass möglicherweise kontaminierte Berufskleidung Ihre Privatkleidung kontaminiert.
- Bei **Kontakt zu Blut, Eiter und Speichel** sollten alle Beschäftigten stets Schutzhandschuhe tragen.
- Bei Tätigkeiten mit **Spritzgefahr** sollten Sie unbedingt eine **Schutzbrille** tragen, um Ihre Augen vor möglicherweise kontaminiertem Wasser oder weggeschleuderten Feststoffteilchen zu schützen.
- Zum Schutz vor Aerosolen und Stäuben sollten Sie bei entsprechenden Tätigkeiten stets mit **Mund- und Nasenschutz** arbeiten.
- **Plastikkittel, Schürze und Haarschutz** kommen dann zum Einsatz, wenn mit einer besonders starken Verschmutzung der Arbeitskleidung zu rechnen ist, z. B. bei der manuellen Aufbereitung von Instrumenten.

3.1.3 Mustergefährdungsbeurteilung

Die nachfolgende Mustergefährdungsbeurteilung nach ArbSchG, GefStoffV und BioStoffV unterstützt Sie dabei, Gefährdungen zu identifizieren und geeignete Maßnahmen abzuleiten:

Gefährdungsbeurteilung nach ArbSchG, GefStoffV und BioStoffV

Gefährdungen / Maßnahmen	Ja	Nein	Handlungs-bedarf
Wurden chemische Einwirkungen auf die Haut beurteilt?			
Wurden physikalische Einwirkungen auf die Haut beurteilt?			
Wurden biologische Einwirkungen auf die Haut beurteilt?			
Wurden die mit der Tätigkeit verbundenen dermalen Gefährdungen unabhängig voneinander beurteilt?			
Wurden Kombinationen der Einwirkungen auf die Haut beurteilt?			
Sind gefährliche Eigenschaften der verwendeten Stoffe oder Zubereitungen bekannt?			
Stehen geeignete Schutzhandschuhe zur Verfügung und werden diese verwendet?			
Wurde eine entsprechende Betriebsanweisung erstellt?			
Sind andere Vorschriften und Regeln bekannt und werden diese eingehalten? (z. B. TRGS)			
Wurde ein Hautschutzplan erstellt?			
Sind Hautreinigungs- und Hautpflegemittel festgelegt? Stehen die Mittel zur Verfügung?			

Gefährdungen / Maßnahmen	Ja	Nein	Handlungs-bedarf
Wird die Ziel- und Maßnahmenhierarchie des Arbeitsschutzes eingehalten?			
Werden nach Möglichkeit latexfreie Schutzhandschuhe verwendet?			
Sind entsprechende Notfallmaßnahmen für Betriebsstörungen, Unfälle und Notfälle festgelegt worden?			
Bestehen Möglichkeiten einer Substitution? (Ersatzstoffsuche)			
Entsprechen die Arbeitsbedingungen und Verfahren, einschließlich der Arbeitsmittel, den gesetzlichen Vorschriften?			
Wird die Wirksamkeit der getroffenen Schutzmaßnahmen kontrolliert?			
Wurden arbeitsmedizinische Vorsorgeuntersuchungen durchgeführt?			
Werden Beschäftigungsbeschränkungen eingehalten?			
Gibt es Anzeigepflichten?			
Wenn ja, wurden die Anzeigepflichten eingehalten?			
Werden die Mitarbeiter regelmäßig unterwiesen?			
Wird die Funktion und die Wirksamkeit der technischen Schutzmaßnahmen regelmäßig kontrolliert und dokumentiert?			

3.1.4 Beispielhafte Übersicht für Prüfungen in human-/ zahnmedizinischen Einrichtungen

Bezeichnung	Beispiel	Prüfung	Prüffrist	Grundlage
Medizinprodukte	EKG, Defibrillator, Infusionspumpe, Geräte für Physiotherapie, ...	STK	i. d. R. 12 Monate, max. 24 Monate	§ 6 MPBetreibV, Herstellerangaben
	Behandlungsliegen, Pflegebetten	Befähigte Person VDE 0751	12 Monate	Herstellerangaben, BGV A3
Nichtinvasive Blutdruckmessgeräte		MTK	24 Monate	§ 11 MPBetreibV, Eichordnung
Blutzuckermessgeräte		Interne Qualitätskontrolle	wöchentlich	Herstellerangaben, RiLiBÄK
Analysegeräte für Blutgase und Elektrolyte	AVL, Radiometer, Ionometer, ...	Interne Qualitätskontrolle	wöchentlich	Herstellerangaben, RiLiBÄK
Medizinische Elektrothermometer	KEINE Quecksilber-thermometer	MTK	24 Monate	§ 11 MPBetreibV
Wasseraufbereitung	Reversosmose-anlagen, ...	STK	12 Monate	Herstellerangaben, MPBetreibV
Sauerstoffgeräte (Druckminderer)	Manometer, ... Wechsel Sieb	Befähigte Person	5 Jahre 2 Jahre	Herstellerangaben BetrSichV
Feuerlöscher		Sachkundigen-prüfung	Empf. 24 Monate	BetrSichV, Abschn. 3 (BGR 133)
Flaschen für technische Gase		Sachkundigen-prüfung	Durch Betreiber Empf. 10 Jahre	§ 23 BetrSichV
Aufzüge	Personen-beförderung	Sachverständigen-prüfung	12 Monate	§§ 10, 11 AufzV
Nicht ortsfeste elektrische Betriebsmittel	Küchengeräte, EDV, Verlängerung, ...	Befähigte Person VDE 0702	6 bis 24 Monate, i. d. R. 12 Monate	BGV A3
Elektrische Anlagen und ortsfeste elektrische Betriebsmittel	Elektroinstallation, Maschinen, ...	Befähigte Person	48 Monate	BGV A3

AufzV   Aufzugsverordnung
BetrSichV   Betriebssicherheitsverordnung
BGR   Berufsgenossenschaftliche Regel
BGV   Berufsgenossenschaftliche Verordnung
MPBetreibV   Medizinproduktebetreiberverordnung
MTK   Messtechnische Kontrolle (Eichung)
RiLiBÄK   Richtlinie der Bundesärztekammer zur Qualitätssicherung quantitativer laboratoriumsmedizinischer Untersuchungen
STK   Sicherheitstechnische Kontrolle

3.2 Arbeitsmedizinische Untersuchungen

3.2.1 Rahmenbedingungen

Die konkrete Tätigkeit richten Betriebsärzte an den Erfordernissen vor Ort aus. Daher ist die Arbeit in einer Arzt- oder Zahnarztpraxis höchst unterschiedlich.

Dies beginnt bereits bei den Rahmenbedingungen: der zur Verfügung stehenden Zeit, Räumlichkeiten, langen oder kurzen Wegen, diagnostischen Einrichtungen wie etwa Labor oder Röntgen im Haus, Anbindung an interne Kommunikationswege, Assistenz vor Ort u. v. m.

Bei größeren Einrichtungen, in denen Betriebsärzte vom Zeitumfang mindestens einmal wöchentlich vor Ort sind, gibt es in der Regel betriebsärztliche Ambulanzen innerhalb des Betriebs. Diese Struktur erleichtert es beispielsweise, kurzfristig bei Krisen zu helfen (Konflikte, Sucht, Unfälle etc.) und Maßnahmen zur Gesundheitsförderung durchzuführen.

In kleineren Einrichtungen, in die Betriebsärzte einmal monatlich, einmal jährlich oder nur einmal alle drei bis fünf Jahre kommen, ist es notwendig, die Basisarbeit konzentriert und gut organisiert zu erbringen, damit sie sinnvoll ist und nicht in ihrer Wirkung verpufft.

Praxistipp:
• Eine gute Praxis- und Büroorganisation ist eine unverzichtbare Basis gerade in der Betreuung kleinerer Betriebe.

3.2.2 Rechtsgrundlagen

Arbeitsmedizinische Vorsorge beruht im Gesundheitswesen auf zwei elementaren Vorschriften. Neben der zentralen Vorschrift (BGV A4 „Arbeitsmedizinische Vorsorge") gilt seit Dezember 2008 die „Verordnung zur arbeitsmedizinischen Vorsorge (ArbMedVV)".

Die Verordnung regelt die Pflichten des Arbeitgebers und des Arztes / Zahnarztes und definiert auf übersichtliche Art und Weise diejenigen Tätigkeiten und Stoffeinsätze, für die Pflichtuntersuchungen veranlasst oder Angebotsuntersuchungen angeboten werden müssen.

Im Anhang werden die konkreten Anlässe für Pflicht- und Angebotsuntersuchungen thematisch gegliedert aufgeführt:

Teil 1: **Tätigkeiten mit Gefahrstoffen;**
Teil 2: **Tätigkeiten mit biologischen Arbeitsstoffen;**
Teil 3: **Tätigkeiten mit physikalischen Einwirkungen (Hitze, Lärm, Vibrationen usw.).**

Untersuchungsanlässe, die in der BGV A4 enthalten sind (z. B. Hitze- oder Kältearbeiten), werden ebenfalls in den Anhang überführt. Es ist zu beachten, dass Maßnahmen der Primärprävention, also z. B. die Beteiligung des Betriebsarztes an Gefährdungsbeurteilungen oder Unterweisungen, von der neuen Regelung nicht berührt werden. Diese werden durch das Arbeitsschutzgesetz in Verbindung mit den Fachverordnungen und der seit Januar 2011 neuen DGUV V2 „Betriebsärzte und Fachkräfte für Arbeitssicherheit" geregelt.

Inhaltliche Änderungen im Überblick:

- Der Arbeitgeber ist verpflichtet, für eine angemessene arbeitsmedizinische Vorsorge zu sorgen, und seine Mitarbeiter zu beraten und zu unterweisen, damit die Beschäftigten ihre Ansprüche kennen.
- Ein Betriebsarzt muss berechtigt sein, die Gebietsbezeichnung „Arbeitsmedizin" bzw. die Zusatzbezeichnung „Betriebsmedizin" zu führen.
- Der Betriebsarzt ist darüber hinaus verpflichtet, dass er sich vor der Durchführung einer Vorsorgeuntersuchung die notwendigen Kenntnisse über die Arbeitsplatzverhältnisse verschaffen muss.
- Umgekehrt heißt das für den Arbeitgeber, dass er die erforderlichen Informationen bereitstellt bzw. dem Arzt eine Arbeitsplatzbegehung ermöglichen muss.

- Außerdem muss der Betriebsarzt Untersuchungsergebnisse auswerten, Erkenntnisse über unzureichende Schutzmaßnahmen an den Arbeitgeber weitergeben und Verbesserungen vorschlagen.
- Die in den Anhängen aufgeführten Pflicht- und Angebotsuntersuchungen entsprechen im Wesentlichen den bisher geregelten Anlässen.

In die Verordnung werden auch sog. Wunschuntersuchungen nach § 11 ArbSchG aufgenommen. Es handelt sich hierbei um solche Untersuchungen, die der Arbeitgeber den Beschäftigten auf deren Wunsch hin ermöglichen soll. Damit sollen für bisher wenig beachtete arbeitsbedingte Erkrankungen Kriterien und Untersuchungsanlässe ermittelt werden können, die über die in den Anhängen geregelten hinausgehen (z. B. Muskel-Skelett-Erkrankungen).

Schließlich soll ein Ausschuss für Arbeitsmedizin eingerichtet werden, der begleitende Regeln, Erkenntnisse und Empfehlungen erarbeitet.

Checkliste „Arbeitsmedizinische Vorsorge"

Erstellung einer Gefährdungsbeurteilung nach § 8 BiostoffV	Forderung nach Betriebsarzt und Fachkraft für Arbeitssicherheit als fachkundige Berater des Arbeitgebers

Arbeitsmedizinische Vorsorgeuntersuchungen bei Tätigkeiten mit Infektionsgefährdung	• Alle Mitarbeiter/innen, die an der Patientenbehandlung teilnehmen
	• Arbeitsmedizinische Beratung für die Mitarbeiter; Begrenzung des Aufwands durch Integration der Beratung in die Unterweisung der Mitarbeiter
	• Unterrichtung und Unterweisung der Mitarbeiter
	  – Hinweis auf Angebotsuntersuchungen
	  – Beteiligung von fachkundigen Ärzten
	• Ausführliche Aufzählung der erforderlichen arbeitsmedizinischen Maßnahmen:
	  – Beurteilung der Biostoffe und Tätigkeiten einschließlich der Empfehlung von Maßnahmen
	  – Aufklärung und Beratung der Mitarbeiter
	  – Spezielle arbeitsmedizinische Vorsorgeuntersuchungen
	  – Empfehlung zur Überprüfung von Arbeitsplätzen
	• Veranlassung und Angebot arbeitsmedizinischer Vorsorgeuntersuchungen

Erstuntersuchung	• Nach G 42 – allgemeiner und spezieller Teil • Durch einen Facharzt für Arbeitsmedizin oder einen Arzt mit Zusatzbezeichnung „Betriebsmedizin" • Vor Aufnahme der Beschäftigung • Nicht länger als zwölf Wochen zurückliegend • Führung einer Vorsorgekartei • Aufbewahrung der ärztlichen Bescheinigungen
Erste Nachuntersuchung	• Terminliste aller Untersuchungen aller Mitarbeiter/innen • Nach zwölf Monaten
Folgende Nachuntersuchungen	• Im Abstand von 12 bis 36 Monaten • Abweichende Nachuntersuchungstermine können von dem untersuchenden Arzt festgelegt werden • Nach Beendigung des Arbeitsverhältnisses
Fakultative Nachuntersuchungen	• Bei Infektionsverdacht • Bei vermutetem Zusammenhang Erkrankung/Arbeitsplatz • Falls bei einer Erkrankung oder gesundheitlichen Beeinträchtigung eine vorzeitige Nachuntersuchung angezeigt ist
Immunisierungsmöglichkeiten	• Aufklärung der Beschäftigten über Immunisierungsmöglichkeiten • Dokumentation der Annahme / Ablehnung der angebotenen Impfung • Kosten der Impfung trägt die / der Arbeitgeber/in • Nach Grundimmunisierung serologische Kontrolle des AK-Titers • Auffrischimpfungen je nach Höhe des AK-Titers (siehe Impfempfehlungen der STIKO)
Bildschirmarbeit	• Aufklärung über und Angebot der G-37-Untersuchung • Nachuntersuchung nach fünf Jahren
Arbeits- und Wegeunfälle	• Beträgt die Arbeitsunfähigkeit mehr als drei Tage, bedarf es einer Meldung an die BGW sowie an das zuständige Regierungspräsidium bzw. das Gewerbeaufsichtsamt • Meldung an die / den Betriebsärztin / Betriebsarzt wird empfohlen
Verdacht einer Berufskrankheit	• Meldung an BGW und Betriebsärztin/Betriebsarzt
Untersuchungen nach dem JArbSchG	
Erstuntersuchung	• Vor Aufnahme der Beschäftigung • Ncht länger als 14 Monate zurückliegend • Kosten der Untersuchung trägt das Land • Aufbewahrung der ärztlichen Bescheinigung
Erste Nachuntersuchung	• Ein Jahr nach Aufnahme der Beschäftigung • Nicht länger als drei Monate zurückliegend
Weitere Nachuntersuchungen	• Nach Ablauf jedes weiteren Beschäftigungsjahres bis zur Vollendung des 18. Lebensjahres
Fakultative Nachuntersuchungen	• Auf Anordnung eines Arztes
Beschäftigungsbeschränkungen	
Nach dem JArbSchG	• Bei Gefährdungsvermerk in der ärztlichen Bescheinigung
Nach dem MuSchG	• Werdende oder stillende Mütter dürfen nicht mit Arbeiten beschäftigt werden, bei denen sie gesundheitsgefährdenden Stoffen, Strahlen, Gasen, Dämpfen ausgesetzt sind oder bei denen Berufskrankheiten entstehen können
Meldepflichtige Erkrankung nach dem IfSG	• Isolierung der Erkrankten • Meldung an Gesundheitsamt

Die regelmäßig neu erscheinenden Empfehlungen der Ständigen Impf-kommission (STIKO) können auch im Internet eingesehen werden (www.rki.de).

Für den Fall der Exposition eines Mitarbeiters mit HIV-Virus-haltigem Mate-rial muss eine Postexpositionsprophylaxe durchgeführt werden. Das RKI hat Empfehlungen zur Postexpositionsprophylaxe nach HIV-Kontamination ins Internet gestellt (www.rki.de). Das in den RKI-Empfehlungen enthaltene Ablaufdiagramm sollte in der Praxis ausgehängt werden, damit im Exposi-tionsfall keine wertvolle Zeit verloren geht, bis die notwendigen Maßnah-men ermittelt sind.

Es ist sinnvoll, die gesamte RKI-Empfehlung zur HIV-Postexpositionsprophy-laxe in eine Verfahrensanweisung aufzunehmen.

Beschäftigungsbeschränkungen

Vom Behandlungsteam können Infektionsrisiken für den Patienten ausge-hen. Eine Übertragung vom Personal auf den Patienten ist auf folgenden Wegen möglich:
- Blutkontakt
- Aerogen (Tröpfchenkerne)
- Tröpfchen
- Schmierinfektion

Durch das Tragen von Mund-Nase-Schutz und Handschuhen wird die Über-tragung von Erregern von Personal auf Patienten im Allgemeinen ausrei-chend wirksam und sicher verhindert.

Zur Frage, ob HBV- und HIV-Träger im Behandlungsteam besondere Vor-sichtsmaßregeln zu beachten haben oder deren Tätigkeit am Patienten ein-geschränkt werden muss, sollte der Betriebsarzt und das Gesundheitsamt kontaktiert werden.

Hinweisblatt „Impfdokumentation gemäß Infektions-schutzgesetz (IfSG)"

In § 22 IfSG wurden die Dokumentationsinhalte für Schutzimpfungen erweitert.

Anforderung	Erfüllt	
	Ja	Nein
Der impfende Arzt hat jede Schutzimpfung unverzüglich in einen Impfausweis nach Abs. 2 einzutragen oder, falls der Impfausweis nicht vorgelegt wird, eine Impfbescheinigung auszustellen.		
Der impfende Arzt hat den Inhalt der Impfbescheinigung auf Verlangen in den Impfausweis einzutragen.		
Im Falle seiner Verhinderung hat das Gesundheitsamt die Eintragung nach Satz 2 vorzunehmen.		
Der Impfausweis oder die Impfbescheinigung muss über jede Schutzimpfung enthalten: 1. Datum der Schutzimpfung 2. Bezeichnung und Chargen-Bezeichnung des Impfstoffes 3. Name der Krankheit, gegen die geimpft wird 4. Name und Anschrift des impfenden Arztes sowie 5. Unterschrift des impfenden Arztes oder Bestätigung der Eintragung des Gesundheitsamtes		
Im Impfausweis ist in geeigneter Form auf das zweckmäßige Verhalten bei ungewöhnlichen Impfreaktionen und auf die sich ggf. aus den §§ 60 bis 64 ergebenden Ansprüchen bei Eintritt eines Impfschadens sowie auf Stellen, bei denen diese geltend gemacht werden können, hinzuweisen.		
Die geforderten Daten müssen auch in der Impfdokumentation des impfenden Arztes eingetragen werden.		
Ein einheitliches Impfbuch wird in Deutschland zwar nicht gefordert, wäre aber sinnvoll. Daher sollte das deutschsprachige Muster des WHO-Impfausweises „Internationale Bescheinigungen über Impfungen und Impfbuch", z. B. herausgegeben vom Deutschen Grünen Kreuz (DGK), angewendet werden. Diese Impfausweise erfüllen die Forderungen nach § 22 IfSG.		
Wird eine Eintragung in den Impfausweis bzw. die Impfbescheinigung gemäß § 22 IfSG nicht, nicht richtig, nicht vollständig oder nicht rechtzeitig vorgenommen, stellt dies nach § 73 IfSG eine Ordnungswidrigkeit dar, die mit einer Geldbuße geahndet werden kann.		

Formular „Übersicht über durchgeführte Impfungen"

Mitarbeiter-/patientenbezogene Übersicht über durchgeführte Impfungen

Name: _____

Vorname: _____

Geburtsdatum: _____

Datum der Schutz- impfung	Intervall / Chargen-Nr. / Zeitpunkt der Auffri- schung	Name der Krankheit, gegen die geimpft wird	Name und Anschrift des impfenden Arztes	Unterschrift des impfenden Arztes / Eintragung des Gesundheitsamtes

3.4 Persönliche Schutzausrüstung

Persönliche Schutzausrüstung wie Hand-, Augen-, Mund- und Nasenschutz sind unverzichtbare Bestandteile der Schutzmaßnahmen. Dennoch sind es keine Maßnahmen der ersten Wahl: Schutzausrüstungen rangieren in der Schutzhierarchie nach Maßnahmen, die Gefahren ganz beseitigen, und technischen oder organisatorischen Maßnahmen, die eine Distanz zur Gefahr schaffen.

Daher gibt es umfangreiche Regelungen und Informationen zu Schutzausrüstungen, von denen die folgenden besonders wichtig sind:
* Verordnung über Sicherheit und Gesundheitsschutz bei der Benutzung persönlicher Schutzausrüstungen bei der Arbeit (PSA-Benutzungsverordnung – PSA-BV) vom 04.12.1996 als Konkretisierung des Arbeitsschutzgesetzes
* Berufsgenossenschaftliche Vorschrift BGV A1 „Grundsätze der Prävention" vom Januar 2009
* Berufsgenossenschaftliche Information BGI 515 „Persönliche Schutzausrüstung" vom September 2006
* Berufsgenossenschaftliche Regeln zu speziellen persönlichen Schutzausrüstungen BGR 189 vom Oktober 2007

Praxistipp:
* Insbesondere wenn spezielle Lösungen gesucht werden, ist die Internetseite der Deutschen Gesetzlichen Unfallversicherung www.dguv.de hilfreich.

3.4.1 Definition PSA

Als persönliche Schutzausrüstung wird gemäß der PSA-Benutzungsverordnung jede Ausrüstung bezeichnet, die dazu bestimmt ist, von den Beschäftigten benutzt oder getragen zu werden, um sich gegen eine Gefährdung ihrer Sicherheit und Gesundheit zu schützen, sowie jede mit demselben Ziel verwendete und mit der persönlichen Schutzausrüstung verbundene Zusatzausrüstung.

Da diese Definition weitreichend ist, wird von der Verordnung klargestellt, welche Kleidung und Ausrüstung – durchaus aus unterschiedlichen Gründen – nicht unter die Regelungen der Verordnung fallen. Dies sind:

- Arbeitskleidung und Uniformen, die nicht speziell der Sicherheit und dem Gesundheitsschutz der Beschäftigten dienen
- Ausrüstungen für Not- und Rettungsdienste
- Persönliche Schutzausrüstungen für die Bundeswehr, den Zivil- und Katastrophenschutz, die Polizeien des Bundes und der Länder sowie sonstige Einrichtungen, die der öffentlichen Sicherheit oder der öffentlichen Ordnung dienen
- Persönliche Schutzausrüstungen für den Straßenverkehr, soweit sie verkehrsrechtlichen Vorschriften unterliegen
- Sportausrüstungen
- Selbstverteidigungs- und Abschreckungsmittel
- Tragbare Geräte zur Feststellung und Signalisierung von Gefahren und Gefahrstoffen

Ausdrücklich zu den persönlichen Schutzausrüstungen zählen laut BGI 515 u. a.:

- Schutzkleidung
- Hand- und Armschutz
- Schnitt- und Stechschutz
- Atemschutz
- Fuß- und Knieschutz
- Augen- und Gesichtsschutz
- Kopfschutz
- Gehörschutz
- Hautschutzmittel
- PSA gegen Absturz, Retten aus Höhen und Tiefen und gegen Ertrinken

Laut berufsgenossenschaftlicher Vorschrift BGV A1 müssen für persönliche Schutzausrüstungen – mit Ausnahme von Hautschutzmitteln und vor dem 01.07.1995 erworbenen Ausrüstungen – EG-Konformitätserklärungen vorliegen.

- Außerdem muss der Betriebsarzt Untersuchungsergebnisse auswerten, Erkenntnisse über unzureichende Schutzmaßnahmen an den Arbeitgeber weitergeben und Verbesserungen vorschlagen.
- Die in den Anhängen aufgeführten Pflicht- und Angebotsuntersuchungen entsprechen im Wesentlichen den bisher geregelten Anlässen.

In die Verordnung werden auch sog. Wunschuntersuchungen nach § 11 ArbSchG aufgenommen. Es handelt sich hierbei um solche Untersuchungen, die der Arbeitgeber den Beschäftigten auf deren Wunsch hin ermöglichen soll. Damit sollen für bisher wenig beachtete arbeitsbedingte Erkrankungen Kriterien und Untersuchungsanlässe ermittelt werden können, die über die in den Anhängen geregelten hinausgehen (z. B. Muskel-Skelett-Erkrankungen).

Schließlich soll ein Ausschuss für Arbeitsmedizin eingerichtet werden, der begleitende Regeln, Erkenntnisse und Empfehlungen erarbeitet.

Checkliste „Arbeitsmedizinische Vorsorge"

Erstellung einer Gefährdungsbeurteilung nach § 8 BiostoffV	Forderung nach Betriebsarzt und Fachkraft für Arbeitssicherheit als fachkundige Berater des Arbeitgebers

Arbeitsmedizinische Vorsorgeuntersuchungen bei Tätigkeiten mit Infektionsgefährdung	• Alle Mitarbeiter/innen, die an der Patientenbehandlung teilnehmen
	• Arbeitsmedizinische Beratung für die Mitarbeiter; Begrenzung des Aufwands durch Integration der Beratung in die Unterweisung der Mitarbeiter
	• Unterrichtung und Unterweisung der Mitarbeiter
	  – Hinweis auf Angebotsuntersuchungen
	  – Beteiligung von fachkundigen Ärzten
	• Ausführliche Aufzählung der erforderlichen arbeitsmedizinischen Maßnahmen:
	  – Beurteilung der Biostoffe und Tätigkeiten einschließlich der Empfehlung von Maßnahmen
	  – Aufklärung und Beratung der Mitarbeiter
	  – Spezielle arbeitsmedizinische Vorsorgeuntersuchungen
	  – Empfehlung zur Überprüfung von Arbeitsplätzen
	• Veranlassung und Angebot arbeitsmedizinischer Vorsorgeuntersuchungen

Erstuntersuchung	• Nach G 42 – allgemeiner und spezieller Teil • Durch einen Facharzt für Arbeitsmedizin oder einen Arzt mit Zusatzbezeichnung „Betriebsmedizin" • Vor Aufnahme der Beschäftigung • Nicht länger als zwölf Wochen zurückliegend • Führung einer Vorsorgekartei • Aufbewahrung der ärztlichen Bescheinigungen
Erste Nachuntersuchung	• Terminliste aller Untersuchungen aller Mitarbeiter/innen • Nach zwölf Monaten
Folgende Nach-untersuchungen	• Im Abstand von 12 bis 36 Monaten • Abweichende Nachuntersuchungstermine können von dem untersuchenden Arzt festgelegt werden • Nach Beendigung des Arbeitsverhältnisses
Fakultative Nach-untersuchungen	• Bei Infektionsverdacht • Bei vermutetem Zusammenhang Erkrankung/Arbeitsplatz • Falls bei einer Erkrankung oder gesundheitlichen Beeinträchtigung eine vorzeitige Nachuntersuchung angezeigt ist
Immunisierungs-möglichkeiten	• Aufklärung der Beschäftigten über Immunisierungsmöglichkeiten • Dokumentation der Annahme / Ablehnung der angebotenen Impfung • Kosten der Impfung trägt die / der Arbeitgeber/in • Nach Grundimmunisierung serologische Kontrolle des AK-Titers • Auffrischimpfungen je nach Höhe des AK-Titers (siehe Impfempfehlungen der STIKO)
Bildschirmarbeit	• Aufklärung über und Angebot der G-37-Untersuchung • Nachuntersuchung nach fünf Jahren
Arbeits- und Wegeunfälle	• Beträgt die Arbeitsunfähigkeit mehr als drei Tage, bedarf es einer Meldung an die BGW sowie an das zuständige Regierungspräsidium bzw. das Gewerbeaufsichtsamt • Meldung an die / den Betriebsärztin / Betriebsarzt wird empfohlen
Verdacht einer Berufskrankheit	• Meldung an BGW und Betriebsärztin/Betriebsarzt
Untersuchungen nach dem JArbSchG	
Erstuntersuchung	• Vor Aufnahme der Beschäftigung • Ncht länger als 14 Monate zurückliegend • Kosten der Untersuchung trägt das Land • Aufbewahrung der ärztlichen Bescheinigung
Erste Nachuntersuchung	• Ein Jahr nach Aufnahme der Beschäftigung • Nicht länger als drei Monate zurückliegend
Weitere Nach-untersuchungen	• Nach Ablauf jedes weiteren Beschäftigungsjahres bis zur Vollendung des 18. Lebensjahres
Fakultative Nach-untersuchungen	• Auf Anordnung eines Arztes
Beschäftigungs-beschränkungen	
Nach dem JArbSchG	• Bei Gefährdungsvermerk in der ärztlichen Bescheinigung
Nach dem MuSchG	• Werdende oder stillende Mütter dürfen nicht mit Arbeiten beschäftigt werden, bei denen sie gesundheitsgefährdenen Stoffen, Strahlen, Gasen, Dämpfen ausgesetzt sind oder bei denen Berufskrankheiten entstehen können
Meldepflichtige Erkrankung nach dem IfSG	• Isolierung der Erkrankten • Meldung an Gesundheitsamt

3.3 Durchführung erforderlicher Impfmaßnahmen

3.3.1 Impfempfehlungen der STIKO

Grundzüge der STIKO-Empfehlungen

„Aufgabe der Ständigen Impfkommission am Robert-Koch-Institut (STIKO) ist es, Empfehlungen zur Durchführung von Schutzimpfungen und zur Durchführung anderer Maßnahmen zur spezifischen Prophylaxe übertragbarer Krankheiten abzugeben (§ 20 Abs. 2 Infektionsschutzgesetz). Die Empfehlungen werden vom Robert-Koch-Institut den obersten Landesgesundheitsbehörden übermittelt und anschließend veröffentlicht. Die Veröffentlichung erfolgt im Epidemiologischen Bulletin, in der Regel werden die Empfehlungen einmal jährlich aktualisiert." Auf diese Art sieht das Robert-Koch-Institut die Bedeutung der Empfehlungen der STIKO zu Schutzimpfungen.

Im Falle einer Impfung außerhalb der STIKO-Empfehlungen sind einige Besonderheiten zu beachten.

Wenn der Arzt Impfungen außerhalb der Indikationen der Empfehlungen der Ständigen Impfkommission des Robert-Koch-Institutes (STIKO) durchführt, entfällt für den geimpften Patienten bei einem Impfschaden der Anspruch auf Versorgung nach dem Infektionsschutzgesetz (IfSG).

Dies gilt auch für Impfungen, die einige Krankenkassen zurzeit über den Rahmen der STIKO-Empfehlungen hinaus anbieten.

Aus diesem Grund ist bei Impfungen außerhalb der STIKO-Indikationen eine schriftliche Aufklärung des Patienten erforderlich. In diesen Fällen empfiehlt sich folgender Hinweis auf dem Einverständnisblatt, das vom Patienten unterschrieben werden muss:

> „Es liegt keine öffentlich empfohlene Impfung vor, daher entfällt ein Anspruch nach § 60 des Infektionsschutzgesetzes."

Mit dieser unterschriebenen Einverständniserklärung kann sich der Arzt vor Haftungsansprüchen bei eventuellen Impfschäden schützen.

3.3.2 Impfprophylaxe

Um das spezifische Infektionsrisiko zu minimieren, sind am besten Schutzimpfungen geeignet. Schutzimpfungen dienen in der Medizin / Zahnmedizin sowohl dem Infektionsschutz des Personals als auch der Patienten.

Durch den Arbeitgeber muss für das Personal eine arbeitsmedizinische Vorsorgeuntersuchung gegenüber dem
* Hepatitis-B-Virus und dem
* Hepatits-C-Virus

veranlasst werden. Eine Impfung gegen das Hepatitis-B-Virus muss angeboten werden, wenn die Immunität nicht ausreicht. Darüber hinaus sollte bei allen Beschäftigten ein Schutz gegen
* Diphtherie und
* Tetanus
vorliegen.

Werden regelmäßig auch Kinder behandelt, sind die Vorsorgeuntersuchungen auf folgende Krankheitserreger auszudehnen:
* Bordetella pertussis
* Masernvirus
* Mumpsvirus
* Rötelnvirus
* Varizella-Zoster-Virus

Wenn der Immunschutz gegen diese Erkrankungen nicht ausreichend ist, müssen Schutzimpfungen angeboten werden.

Die genannten Untersuchungen sind Voraussetzung für die Tätigkeit.

Sollten sich aus der konkreten Tätigkeit und deren Gefährdungsbewertung weitere Infektionsgefährdungen ergeben, so sind die Vorsorgeuntersuchungen und das Impfangebot zu erweitern.

Die regelmäßig neu erscheinenden Empfehlungen der Ständigen Impfkommission (STIKO) können auch im Internet eingesehen werden
(www.rki.de).

Für den Fall der Exposition eines Mitarbeiters mit HIV-Virus-haltigem Material muss eine Postexpositionsprophylaxe durchgeführt werden. Das RKI hat
Empfehlungen zur Postexpositionsprophylaxe nach HIV-Kontamination ins
Internet gestellt (www.rki.de). Das in den RKI-Empfehlungen enthaltene
Ablaufdiagramm sollte in der Praxis ausgehängt werden, damit im Exposi-
tionsfall keine wertvolle Zeit verloren geht, bis die notwendigen Maßnahmen ermittelt sind.

Es ist sinnvoll, die gesamte RKI-Empfehlung zur HIV-Postexpositionsprophy-
laxe in eine Verfahrensanweisung aufzunehmen.

Beschäftigungsbeschränkungen

Vom Behandlungsteam können Infektionsrisiken für den Patienten ausge-
hen. Eine Übertragung vom Personal auf den Patienten ist auf folgenden
Wegen möglich:
- Blutkontakt
- Aerogen (Tröpfchenkerne)
- Tröpfchen
- Schmierinfektion

Durch das Tragen von Mund-Nase-Schutz und Handschuhen wird die Übertragung von Erregern von Personal auf Patienten im Allgemeinen ausreichend wirksam und sicher verhindert.

Zur Frage, ob HBV- und HIV-Träger im Behandlungsteam besondere Vor-
sichtsmaßregeln zu beachten haben oder deren Tätigkeit am Patienten ein-
geschränkt werden muss, sollte der Betriebsarzt und das Gesundheitsamt
kontaktiert werden.

Hinweisblatt „Impfdokumentation gemäß Infektionsschutzgesetz (IfSG)"

In § 22 IfSG wurden die Dokumentationsinhalte für Schutzimpfungen erweitert.

Anforderung	Erfüllt	
	Ja	Nein
Der impfende Arzt hat jede Schutzimpfung unverzüglich in einen Impfausweis nach Abs. 2 einzutragen oder, falls der Impfausweis nicht vorgelegt wird, eine Impfbescheinigung auszustellen.		
Der impfende Arzt hat den Inhalt der Impfbescheinigung auf Verlangen in den Impfausweis einzutragen.		
Im Falle seiner Verhinderung hat das Gesundheitsamt die Eintragung nach Satz 2 vorzunehmen.		
Der Impfausweis oder die Impfbescheinigung muss über jede Schutzimpfung enthalten: 1. Datum der Schutzimpfung 2. Bezeichnung und Chargen-Bezeichnung des Impfstoffes 3. Name der Krankheit, gegen die geimpft wird 4. Name und Anschrift des impfenden Arztes sowie 5. Unterschrift des impfenden Arztes oder Bestätigung der Eintragung des Gesundheitsamtes		
Im Impfausweis ist in geeigneter Form auf das zweckmäßige Verhalten bei ungewöhnlichen Impfreaktionen und auf die sich ggf. aus den §§ 60 bis 64 ergebenden Ansprüchen bei Eintritt eines Impfschadens sowie auf Stellen, bei denen diese geltend gemacht werden können, hinzuweisen.		
Die geforderten Daten müssen auch in der Impfdokumentation des impfenden Arztes eingetragen werden.		
Ein einheitliches Impfbuch wird in Deutschland zwar nicht gefordert, wäre aber sinnvoll. Daher sollte das deutschsprachige Muster des WHO-Impfausweises „Internationale Bescheinigungen über Impfungen und Impfbuch", z. B. herausgegeben vom Deutschen Grünen Kreuz (DGK), angewendet werden. Diese Impfausweise erfüllen die Forderungen nach § 22 IfSG.		
Wird eine Eintragung in den Impfausweis bzw. die Impfbescheinigung gemäß § 22 IfSG nicht, nicht richtig, nicht vollständig oder nicht rechtzeitig vorgenommen, stellt dies nach § 73 IfSG eine Ordnungswidrigkeit dar, die mit einer Geldbuße geahndet werden kann.		

Formular „Übersicht über durchgeführte Impfungen"

Mitarbeiter-/patientenbezogene Übersicht über durchgeführte Impfungen

Name: _____

Vorname: _____

Geburtsdatum: _____

Datum der Schutz- impfung	Intervall / Chargen-Nr. / Zeitpunkt der Auffri- schung	Name der Krankheit, gegen die geimpft wird	Name und Anschrift des impfenden Arztes	Unterschrift des impfenden Arztes / Eintragung des Gesundheitsamtes

3.4   Persönliche Schutzausrüstung

Persönliche Schutzausrüstung wie Hand-, Augen-, Mund- und Nasenschutz sind unverzichtbare Bestandteile der Schutzmaßnahmen. Dennoch sind es keine Maßnahmen der ersten Wahl: Schutzausrüstungen rangieren in der Schutzhierarchie nach Maßnahmen, die Gefahren ganz beseitigen, und technischen oder organisatorischen Maßnahmen, die eine Distanz zur Gefahr schaffen.

Daher gibt es umfangreiche Regelungen und Informationen zu Schutzausrüstungen, von denen die folgenden besonders wichtig sind:
*   Verordnung über Sicherheit und Gesundheitsschutz bei der Benutzung persönlicher Schutzausrüstungen bei der Arbeit (PSA-Benutzungsverordnung – PSA-BV) vom 04.12.1996 als Konkretisierung des Arbeitsschutzgesetzes
*   Berufsgenossenschaftliche Vorschrift BGV A1 „Grundsätze der Prävention" vom Januar 2009
*   Berufsgenossenschaftliche Information BGI 515 „Persönliche Schutzausrüstung" vom September 2006
*   Berufsgenossenschaftliche Regeln zu speziellen persönlichen Schutzausrüstungen BGR 189 vom Oktober 2007

Praxistipp:
*   Insbesondere wenn spezielle Lösungen gesucht werden, ist die Internetseite der Deutschen Gesetzlichen Unfallversicherung www.dguv.de hilfreich.

3.4.1   Definition PSA

Als persönliche Schutzausrüstung wird gemäß der PSA-Benutzungsverordnung jede Ausrüstung bezeichnet, die dazu bestimmt ist, von den Beschäftigten benutzt oder getragen zu werden, um sich gegen eine Gefährdung ihrer Sicherheit und Gesundheit zu schützen, sowie jede mit demselben Ziel verwendete und mit der persönlichen Schutzausrüstung verbundene Zusatzausrüstung.

Da diese Definition weitreichend ist, wird von der Verordnung klargestellt, welche Kleidung und Ausrüstung – durchaus aus unterschiedlichen Gründen – nicht unter die Regelungen der Verordnung fallen. Dies sind:

- Arbeitskleidung und Uniformen, die nicht speziell der Sicherheit und dem Gesundheitsschutz der Beschäftigten dienen
- Ausrüstungen für Not- und Rettungsdienste
- Persönliche Schutzausrüstungen für die Bundeswehr, den Zivil- und Katastrophenschutz, die Polizeien des Bundes und der Länder sowie sonstige Einrichtungen, die der öffentlichen Sicherheit oder der öffentlichen Ordnung dienen
- Persönliche Schutzausrüstungen für den Straßenverkehr, soweit sie verkehrsrechtlichen Vorschriften unterliegen
- Sportausrüstungen
- Selbstverteidigungs- und Abschreckungsmittel
- Tragbare Geräte zur Feststellung und Signalisierung von Gefahren und Gefahrstoffen

Ausdrücklich zu den persönlichen Schutzausrüstungen zählen laut BGI 515 u. a.:

- Schutzkleidung
- Hand- und Armschutz
- Schnitt- und Stechschutz
- Atemschutz
- Fuß- und Knieschutz
- Augen- und Gesichtsschutz
- Kopfschutz
- Gehörschutz
- Hautschutzmittel
- PSA gegen Absturz, Retten aus Höhen und Tiefen und gegen Ertrinken

Laut berufsgenossenschaftlicher Vorschrift BGV A1 müssen für persönliche Schutzausrüstungen – mit Ausnahme von Hautschutzmitteln und vor dem 01.07.1995 erworbenen Ausrüstungen – EG-Konformitätserklärungen vorliegen.

3.4.2 Pflichten für Arbeitgeber und Arbeitnehmer

Da der Einsatz der richtigen Schutzausrüstung zur richtigen Zeit lebensrettend sein kann, ist weder die Auswahl noch die Verfügbarkeit und auch nicht die Nutzung beliebig oder freigestellt. Für Arbeitgeber wie für Arbeitnehmer existieren klare Regelungen.

Praxistipp:
- Gerade bei Fehlverhalten im Zusammenhang mit persönlichen Schutzausrüstungen, d. h., wenn der Arbeitgeber notwendige Ausrüstungen vorenthält oder der Arbeitnehmer sie aus Leichtsinn nicht benutzt, sind die Folgen bei Unfällen kompromisslos. Arbeitgeber werden zur Haftung herangezogen, oder Arbeitnehmer verlieren ihre Entschädigungsleistungen.

Auswahl

Für die Auswahl von persönlicher Schutzausrüstung müssen einige Grundregeln beachtet werden.

PSA muss
- zuverlässig Schutz bieten und darf selber keine Gefahr darstellen,
- für die angestrebte Situation geeignet sein, wobei ggf. auch die Kombination mehrerer Schutzausrüstungen beachtet werden muss,
- ergonomisch und nicht gesundheitsschädlich sein,
- individuell passen,
- hygienisch anwendbar sein,
- durch Wartung, Reparatur oder Ersatz und geeignete Lagerung stets funktionstüchtig und hygienisch einwandfrei sein.

So nachvollziehbar diese Grundforderungen sind, so schwierig kann im Einzelfall jedoch die Umsetzung werden. In der Praxis gibt es eben nicht immer Ideallösungen, und manchmal sind Kompromisse bzw. die Abwägung von Risiken notwendig.

Praxistipps:

- Zur Auswahl von persönlicher Schutzausrüstung sollten Arbeitgeber sich daher immer von Arbeitsschutzexperten beraten lassen. Für Fachkräfte für Arbeitssicherheit und Betriebsärzte gehört die Beratung zur persönlichen Schutzausrüstung ausdrücklich zu deren Pflichten.
- Eine Anhörungspflicht besteht gegenüber der Mitarbeitervertretung (Personal- oder Betriebsrat). Gibt es diese nicht, müssen dennoch Arbeitnehmer in die Auswahl von PSA einbezogen werden. Dies kann auch dadurch geschehen, dass eine Wahl zwischen geeigneten Modellen gelassen wird (ein häufiger Weg bei Schuhen) oder die Belegschaft mittels Trageversuchen sich eine Meinung bildet.

Eine Auswahl geeigneter PSA ist ohne eine Gefährdungsanalyse unmöglich, denn nur so kann eine Eignung der Ausrüstung für die betriebliche Situation erkannt werden. Da die PSA außerdem dem Stand der Technik entsprechen soll (BGI 515), muss auch ermittelt werden, welche Ausrüstungen überhaupt beschaffbar sind – und natürlich gehört auch dies zu den Dingen, die bei der regelmäßigen Aktualisierung der Gefährdungsbeurteilung mit überprüft werden müssen.

Eignungskriterien für PSA können höchst unterschiedlich sein, sie sind oft sehr speziell und können sich bei neuen wissenschaftlichen Erkenntnissen grundlegend ändern. Ein Beispiel sind die Anforderungen an Latexhandschuhe, bei denen sich nach einem komplizierten Erkenntnisweg durchsetzte, dass sie wegen des Allergierisikos der an dem Puder haftenden Latexpartikel puderfrei sein müssen.

Verfügbarkeit
Persönliche Schutzausrüstung darf im Betrieb – umgangssprachlich ausgedrückt – keine „Mangelware" sein. Sie muss auf Kosten des Arbeitgebers (§ 3 Arbeitsschutzgesetz) in der Menge und Aufbewahrung so verfügbar sein, dass der Arbeitnehmer sich wirkungsvoll schützen kann und beispielsweise nicht durch Hygienemängel gefährdet ist.

Praxistipps:

- Genauso, wie Desinfektionsmittelspender die zuverlässige Händedesinfektion erleichtern, machen es Wandboxen mit hygienisch herausfallenden Einmalgehörschutzstöpseln am Eingangsbereich zu Lärmbereichen ganz einfach, gesunde Ohren zu behalten.
- Hautnahe PSA ist i. d. R. persönlich zugeordnet, beispielsweise Handschuhe, Kleidung oder Atemschutz. Werden Schutzausrüstungen von mehreren Personen genutzt, muss sichergestellt sein, dass keine Krankheitserreger verbreitet werden.

Nutzung

Bei der Nutzung persönlicher Schutzausrüstung, ihrer Pflege und Kontrolle sitzen Arbeitgeber und Arbeitnehmer im selben Boot. Der Praxisinhaber muss PSA bereitstellen und dafür sorgen, dass sie eingesetzt wird, die Mitarbeiter müssen sie pfleglich behandeln und Defekte dem Arbeitgeber melden (§ 30 BGV A1).

Die Pflicht zur Nutzung von PSA durch den Arbeitnehmer ist so eindeutig geregelt, dass eine absichtliche und wiederholte Missachtung arbeitsrechtliche Konsequenzen haben kann. Im Einzelfall kann dies sogar bedeuten, dass ein uneinsichtiger Arbeitnehmer entlassen wird.

Praxistipp:

- Immer wieder kommt es in der Praxis vor, dass individuell eine ansonsten verträgliche PSA nicht einsetzbar ist, beispielsweise Fußschutz bei Fußerkrankungen oder Allergien gegen Handschuhbestandteile. Hier ist es sehr wichtig, eine klare Lösung zu finden. Beispielsweise sind individuelle schriftliche Ausnahmeregelungen zum Fußschutz in weniger gefährdeten Arbeitsbereichen möglich, oder es können für allergische Mitarbeiter Spezialhandschuhe eingesetzt werden. Macht eine Erkrankung beispielsweise das Tragen von Atemschutz unmöglich, kann die entsprechende Tätigkeit nicht mehr ausgeübt werden – ohne Wenn und Aber.

3.4.3 Schutzkleidung

Schutzkleidung ist die persönliche Schutzausrüstung (PSA), die Rumpf, Arme und Beine vor schädigenden Einwirkungen bei der Arbeit schützt. Ausführliche Informationen zur Schutzkleidung stehen in der Berufsgenossenschaftlichen Regel BGR 189, die zwischen Schutz-, Arbeits-, Berufs- und Reinraumkleidung unterscheidet.

- **Arbeitskleidung** ist eine Kleidung, die anstelle, in Ergänzung oder zum Schutz der Privatkleidung bei der Arbeit getragen wird und keine spezielle Schutzfunktion hat.
- **Berufskleidung** ist eine berufsspezifische Arbeitskleidung, die als Standes- oder Dienstkleidung getragen wird.
- **Reinraumkleidung** ist eine Arbeitskleidung, die die Umgebung gegen Einflüsse, die vom Träger dieser Kleidung ausgehen können, schützt.

Da Schutzkleidung im human-/zahnmedizinischen Bereich sowohl die Mitarbeiter als auch – im Sinne der Hygiene – die Umgebung schützt, ist sie gleichzeitig auch eine Form der Reinraumkleidung. Und wenn sie typisch für eine Tätigkeit ist (Beispiel Arzt-/Zahnarztkittel), dann ist sie auch eine Berufskleidung.

Für alle Beschäftigten gleich welcher Berufsgruppe, die in Bereichen mit erhöhter Infektionsgefährdung und generell in medizinischen, zahn- und tiermedizinischen Einrichtungen, Laboratorien, bei Krankentransporten und in der ambulanten Pflege eingesetzt werden, ist Schutzkleidung Pflicht – unabhängig davon, ob diese Kleidung auch andere Funktionen erfüllt.

Während dies früher in der Berufsgenossenschaftlichen Vorschrift BGV C8 „Gesundheitsdienst" konkretisiert wurde (die mittlerweile außer Kraft ist), verschaffen heute die Biostoffverordnung und die dazugehörigen Regeln für biologische Arbeitsstoffe (TRBA) Klarheit.

Schutzkleidung im medizinischen Bereich ist geeignet, wenn sie
- die Vorderseite des Rumpfes bedeckt,
- desinfizierbar ist oder entsorgt werden kann,

- in ihren Brenneigenschaften so bemessen ist, dass ein Weiterbrennen verhindert wird und mindestens der Brennklasse S-e nach DIN 66083 „Kennwerte für das Brennverhalten textiler Erzeugnisse; Textile Flächengebilde für Arbeits- und Schutzkleidung" (außer Einwegkleidung) entspricht,
- bei Einwirkung von Nässe flüssigkeitsdicht ist,
- elektrostatisch ableitfähig ist.

Meist ist zur besseren Reinigung und Desinfektion der Hände und Unterarme kurzärmelige Schutzkleidung zweckmäßig. In besonderen Bereichen oder Situationen kann zum Schutz vor Infektionen auch langärmelige Schutzkleidung mit Handschuhen, die zusammen vollständig die Haut bedecken, geeigneter sein.

Es können auch Schürzen zum Einsatz kommen, selten als Ersatz für eine komplette Schutzkleidung, häufiger als Ergänzung. Notwendig ist dies beispielsweise bei Feuchtarbeiten, wie z. B. der manuellen Aufbereitung von Instrumenten.

Getragene Schutzkleidung und Privatkleidung sind getrennt aufzubewahren. Schutzkleidung muss vor dem Betreten von Aufenthaltsräumen, insbesondere von Speiseräumen, abgelegt werden, Berufskleidung ohne Schutzfunktion dagegen nicht. Die betrieblichen Regeln können in einer Betriebsanweisung oder – dies wird im Gesundheitswesen der häufigere Fall sein – in Hygieneplänen festgelegt werden.

Besonderer Schutzbedarf

Auch wenn die typische human-/zahnmedizinische Schutzkleidung die häufigste Form in Betrieben des Gesundheitswesens ist, gibt es Bereiche mit anderem Bekleidungsbedarf.

Beispiele:
- Warnwesten für Dienstfahrzeuge
- Kälteschutzkleidung (bei Arbeiten unterhalb von –5 °C)
- Wetterschutzkleidung (bei Kälte, Nässe und Wind)

- Schutzanzüge in der Nähe von sich bewegenden Maschinenteilen
- Chemikalienschutzanzüge
- Schutzanzüge bei gefährlichen biologischen Arbeitsstoffen (Beispiel: Ebola-Viren)
- Röntgenschutzkleidung

Verbindliche Festlegung zur Schutzkleidung

Welche Schutzkleidung wo zweckmäßig und verpflichtend ist, wird bei der Gefährdungsanalyse ermittelt. In manchen Fällen ist es notwendig, zwischen größtmöglichem Schutz und Tragekomfort abzuwägen.

Die getroffenen Regelungen werden in vielen Bereichen des Gesundheitswesens über Hygienepläne bekannt gegeben. Dabei sollte Folgendes berücksichtigt und ggf. ergänzt werden:

- Art der Schutzkleidung
- Einsatz der Schutzkleidung bei bestimmten Tätigkeiten, Art der Verwendung
- Gebrauchseinschränkungen (z. B. einmaliger Gebrauch, Temperaturbereich)
- Tragedauer, Mindestwechselrate (i. d. R. zweimal wöchentlich)
- Ggf. Hinweise zum An- und Ablegen (z. B. Operationsbereiche, Aufenthalts- und Speiseräume)
- Ggf. Prüfungen durch den Träger vor Gebrauch (z. B. Kontrolle auf Risse bei wasserdichten Schürzen)
- Lagerung, Pflege und Reinigung
- Entsorgung kontaminierter Wäsche

Über diese innerbetrieblichen Regelungen muss mindestens einmal jährlich unterwiesen werden.

Umgang mit Störungen

Da die bisherigen Ausführungen deutlich machen, wie viele Aspekte bei der geeigneten Kleidung berücksichtigt werden müssen, ist es nicht immer möglich, optimalen Tragekomfort zu erzielen. Auch bei der Reinigung und Desinfektion sind detaillierte Vorgaben einzuhalten.

Daher kommt es in der Praxis immer wieder vor, dass Mitarbeiter Kleidungs- oder Waschmaterialien generell oder unter besonderen Bedingungen (Sommerhitze) nicht vertragen. Typisch sind Probleme an hart gestärkten Ärmelkanten, bei unzureichender Spülung nach der Wäsche und bei ungünstiger Lagerung.

Ein Schutz ist es, auf Lieferanten zu achten, die ihre Textilien nach dem „Öko-Tex Standard 100" überprüfen lassen. Ebenso wichtig ist eine sorgfältige Auswahl oder Durchführung in der Wäscherei. Bei der Lösung von Problemen unterstützen sich Hygiene-, Sicherheitsfachkraft und Betriebsarzt gegenseitig.

3.4.4 Waschen von Berufs- und Schutzkleidung

Im Falle des Verdachts der Kontamination der Berufskleidung ist diese zu wechseln und wie Schutzkleidung zu behandeln.

Das Waschen der Berufskleidung sollte in der Praxis oder in einer Wäscherei erfolgen.

Benutzte Schutzkleidung muss in ausreichend widerstandsfähigen und dichten Behältern / Säcken getrennt nach Art des Waschverfahrens (thermisch oder chemothermisch) gesammelt werden.

3.5 Vermeiden von Nadelstichverletzungen

Verletzungen mit benutzten spitzen und scharfen Instrumenten werden regional unterschiedlich als Nadelstichverletzungen oder auch als Kanülenstichverletzungen bezeichnet. Definiert sind sie als

- Schnitt-, Kratz- oder Stichverletzung der Haut durch Nadeln, Messer etc., die mit Patientenmaterial (z. B. Blut) verunreinigt sind, unabhängig davon, ob die Wunde geblutet hat oder nicht.

In der Praxis werden unter diesem Oberbegriff jedoch nicht nur Schnitte, Stiche und Ratscher durch scharfe Instrumente zusammengefasst, sondern häufig auch Bisse, Fingernagelkratzer und (Blut-)Spritzer.

Praxistipps:

- Gegenüber dem Unfallversicherer ist es gut, diese Kategorien zu trennen, denn sonst kommt eine Einrichtung leicht in den Ruf, überdurchschnittlich viele Nadelstichverletzungen zu haben.
- Im internen Ablauf dagegen ist es wichtig, auch infektiöse Kontakte ohne Verletzung durch Instrumente als Unfälle zu behandeln. Denn hinsichtlich des Infektionsrisikos stehen beispielsweise Blutspritzer in die Augen dem Stich mit einer benutzten Nadel nicht nach.

Aufgrund der unbekannten oder von Ort zu Ort unterschiedlich gehandhabten Erfassung von Nadelstichverletzungen und der – da sind sich alle einig – hohen Dunkelziffer besteht kein besonders genaues Bild über die tatsächliche Zahl und Art von Nadelstichverletzungen.

Dieses ist jedoch klar:

- Nadelstichverletzungen sind keine Banalität, sondern ernsthafte Risiken einfach aus dem Grund, weil Infektionserreger keine große Eintrittswunde benötigen.
- Nadelstichverletzungen sind im Gesundheitswesen sehr häufig und beanspruchen viel an Zeit und Geld, vor allem bei den Unfallversicherungsträgern.
- Nadelstichverletzungen sind die wesentliche Ursache für die Übertragung besonders riskanter Krankheiten wie Hepatitis B, C und HIV. Und

unter diesen Erkrankungen kann nur die Hepatitis-B-Infektionskrankheit durch eine Impfung verhindert werden.

Impfungen gegen Hepatitis B

Mittlerweile sind dank jahrelanger Impfung von Kindern und Jugendlichen gegen Hepatitis B bereits ca. 50–70 % der Berufsanfänger gegen diese Infektion geschützt. So gilt es heute nur noch, die Impflücken zu schließen und den Impfschutz aufrechtzuhalten.

Praxistipp:
- Jährlich im Juli veröffentlicht das Robert-Koch-Institut im Epidemiologischen Bulletin die neuesten Impfempfehlungen: eine lesenswerte Lektüre. Denn in den kommenden Jahren kann es sein, dass die Empfehlungen zu Auffrischimpfungen bei Hepatitis B auch für Berufstätige im Gesundheitswesen gelockert werden.

Recapping

Recapping, das Zurückstecken der Schutzhülle auf die benutzte Nadel, ist einer der häufigsten Gründe für eine Stichverletzung und sollte daher – mit der leider unvermeidlichen Ausnahme bestimmter Geräte wie Pens – betrieblich unmissverständlich untersagt werden. Dennoch ist es offenbar schwer, schlechte Gewohnheiten zu ändern.

Praxistipps:
- Wenn Nadelkappen auf benutzte Nadeln zurückgesteckt werden (sog. Recapping), obwohl genügend und gut erreichbare Abwurfbehälter vorhanden sind, hilft ein „Warngeld" von zwei bis fünf Euro je Recapping in die Stationskasse bestimmt!
- Können die Kappen von Insulin-Pens nicht von den Gespritzten selbst zurückgesteckt werden, so ist es ein guter Trick, die Kappe nicht mit der Hand festzuhalten, sondern auf dem Tisch gegen einen kleinen Widerstand zu drücken. Rutscht die Nadel aus, trifft sie keinen Finger.

Schutzmaßnahmen

Impfungen sind immer erregerspezifisch und entfalten erst ihren Nutzen, wenn es bereits zu einer Übertragung von Erregern gekommen ist. Allgemeine Schutzmaßnahmen haben das Ziel, dass Infektionserreger gar nicht erst in den Organismus eindringen.

Während diese Barrierenfunktion im Infektionsschutz vor allem durch die Einhaltung der Hygiene gewährleistet wird, reicht dies bei dem Risiko von Nadelstichverletzungen nicht aus.

Bewährte Maßnahmen sind:
- Tragen von Schutzhandschuhen, da sie Blut beim Durchstechen abfangen und nicht in den Blutkreislauf lassen
- Abwurfbehältnisse stets verfügbar halten
- Verwendung „sicherer Instrumente" bei Blutentnahmen und Punktionen

„Sichere Instrumente" werden von den Unfallversicherungträgern und den staatlichen Arbeitsschutzbehörden seit 2008 gefordert. Grundlage hierfür ist die Technische Regel für Biologische Arbeitsstoffe TRBA 250.

Da die Textpassage eine hohe praktische Auswirkung hat, wird sie hier zitiert und kommentiert. Die Kommentare sind durch Kursivschrift gekennzeichnet.

Unter Kapitel 4.2.4 der TRBA 250 heißt es:

„Um Beschäftigte vor Verletzungen bei Tätigkeiten mit spitzen oder scharfen medizinischen Instrumenten zu schützen, sind diese Instrumente unter Maßgabe der folgenden Ziffern 1 bis 7 – soweit technisch möglich – durch geeignete sichere Arbeitsgeräte zu ersetzen, bei denen keine oder eine geringere Gefahr von Stich- und Schnittverletzungen besteht."

„1. Sichere Arbeitsgeräte sind bei folgenden Tätigkeiten bzw. in folgenden Bereichen mit höherer Infektionsgefährdung oder Unfallgefahr einzusetzen:

- Behandlung und Versorgung von Patienten, die nachgewiesenermaßen durch Erreger der Risikogruppe 3 (einschließlich 3**) oder höher infiziert sind *(d. h. Patienten, bei denen z. B. HIV oder eine chronische Hepatitis B oder C bekannt sind)*
- Behandlung fremdgefährdender Patienten *(Beispiel Psychiatrie. Wie aber steht es mit Demenzpatienten, die sowohl in der Alten- wie auch in der Krankenpflege eine zunehmende Patientengruppe darstellen? Hier muss eine detaillierte Gefährdungsanalyse durchgeführt werden.)*
- Tätigkeiten im Rettungsdienst und in der Notfallaufnahme *(jedes Akutkrankenhaus hat eine Notfallaufnahme, daher betrifft dieser Passus automatisch alle Krankenhäuser)*
- Tätigkeiten in Gefängniskrankenhäusern

2. Grundsätzlich sind sichere Arbeitsgeräte ergänzend zu Nr. 1 bei Tätigkeiten einzusetzen, bei denen Körperflüssigkeiten in infektionsrelevanter Menge übertragen werden können. Zu diesen Tätigkeiten gehören insbesondere

- Blutentnahmen *(damit betrifft es praktisch alle Bereiche im Gesundheitswesen, in denen Menschen und Tiere behandelt werden)*,
- sonstige Punktionen zur Entnahme von Körperflüssigkeiten.

3. Abweichend von Nr. 2 dürfen herkömmliche Arbeitsgeräte weiter eingesetzt werden, wenn nach der Gefährdungsbeurteilung unter Beteiligung des Betriebsarztes ermittelt wird, dass das Infektionsrisiko vernachlässigt werden kann. Ein vernachlässigbares Infektionsrisiko besteht z. B., wenn der Infektionsstatus des Patienten bekannt und insbesondere für HIV und HBV und HCV negativ ist. Das Ergebnis dieses Teils der Gefährdungsbeurteilung ist gesondert zu dokumentieren.

Dies bedeutet eine Verschärfung der Regelungen von 2006, denn bisher waren Ausnahmen auch bei festgelegten Abläufen möglich. Ein bekannter Infektionsstatus ist nur für wenige spezielle Bereiche im Gesundheitswesen eine verfügbare Option. Gerade die Hauptverbraucher von Nadeln, die Krankenhäuser, werden sich daher auf stichsichere Systeme umstellen müssen.

4. Die Auswahl der sicheren Arbeitsgeräte hat anwendungsbezogen zu erfolgen, auch unter dem Gesichtspunkt der Handhabbarkeit und

Akzeptanz durch die Beschäftigten. Arbeitsabläufe sind im Hinblick auf die Verwendung sicherer Systeme anzupassen. *(Hiermit ist ein Konflikt in der Praxis vorprogrammiert. Denn „Akzeptanz" und „Änderung von Arbeitsabläufen" werden in den meisten Fällen gegenläufig sein.)*

5. Es ist sicherzustellen, dass Beschäftigte in der Lage sind, sichere Arbeitsgeräte richtig anzuwenden. Dazu ist es notwendig, über sichere Arbeitsgeräte zu informieren und die Handhabung sicherer Arbeitsgeräte zu vermitteln.

6. Die Wirksamkeit der getroffenen Maßnahmen ist zu überprüfen. *(Wichtig: gute Unfallstatistiken!)*

7. Sichere Arbeitsgeräte zur Verhütung von Stich- und Schnittverletzungen dürfen Patienten nicht gefährden.

   Darüber hinaus müssen sie folgende Eigenschaften haben:
   - Der Sicherheitsmechanismus ist Bestandteil des Systems und kompatibel mit anderem Zubehör.
   - Seine Aktivierung muss mit einer Hand erfolgen können.
   - Seine Aktivierung muss sofort nach Gebrauch möglich sein.
   - Der Sicherheitsmechanismus schließt einen erneuten Gebrauch aus.
   - Das Sicherheitsprodukt erfordert keine Änderung der Anwendungstechnik.
   - Der Sicherheitsmechanismus muss durch ein deutliches Signal (fühlbar oder hörbar) gekennzeichnet sein.

   Dem Einsatz sicherer Arbeitsgeräte stehen auch Verfahren gleich, bei denen das sichere Zurückstecken der Kanüle in die Schutzhülle mit einer Hand erfolgen kann, z. B. Lokalanästhesie in der Zahnmedizin oder bei der Injektion von Medikamenten (Pen)."

Umgang mit Unfällen

Trotz dem Einsatz sicherer Instrumente – Unfälle mit Übertragung von Erregern werden sie nicht aus dem Gesundheitswesen verbannen können. Daher bleibt es wichtig, wie im Fall des Falles damit umgegangen wird.

Viele Praxen haben inzwischen ein Qualitätsmanagementsystem und sind vertraut mit der systematischen Regelung von Abläufen. Dies lässt sich nutzbringend auch auf die Abläufe nach einer Nadelstichverletzung anwenden.

Um nach einer Verletzung keine Zeit zu verlieren und alle notwendigen Dinge griffbereit zu halten, sind nachfolgende Regelungen notwendig.

- *Erstversorgung am Unfallort*
  Sofort durch jeden Ersthelfer oder die verletzte Person selber die Stichwunde bluten lassen, reinigen und desinfizieren.

- *Unfallarzt*
  Ablaufplan, Verfahrensanweisung, Aushänge u. Ä. müssen klar erkennen lassen, welcher Unfallarzt aufgesucht wird.

Wichtig:
- Die Aushänge müssen Namen, Adresse, Telefonnummer und ggf. Öffnungszeiten oder Ausweichmöglichkeiten enthalten!

Die wichtigsten Maßnahmen sind:
- Aufnahme des Unfalls als Bericht an die BG
- Blutentnahme mit Überprüfung, ob Hepatitis B, C oder HIV vorliegt
- Bei fehlendem Impfschutz gegen Hepatitis B eventuell Gabe von Immunglobulinen
- Bei bekannter oder befürchteter HIV-Infektion des Patienten, von dem die benutzte Nadel stammte, Gabe spezieller Medikamente als so genannte Postexpositionsprophylaxe (PEP)
- Festlegung der nächsten Blutentnahmekontrolltermine

Für Arzt-/Zahnarztpraxen oder andere kleinere Einrichtungen ist dies weder notwendig noch wegen der Verfallsdaten sinnvoll, da über Notapotheken die Mittel innerhalb kürzester Zeit beschafft werden können.

- *Interne Dokumentation*
  Anschließend innerbetriebliche Dokumentation der Verletzung, damit Verbesserungsmaßnahmen abgeleitet werden können

- *Rückkopplung mit Betriebsarzten*
  Kleine und sehr kleine Betriebe haben nicht den Luxus, auf einen täglich verfügbaren Betriebsarzt zurückgreifen zu können. Nach einer Nadelstichverletzung sollte jedoch zumindest telefonisch der Kontakt gesucht werden, wenn noch Unklarheiten, Fragen, Unsicherheiten oder Regelungsbedarf bestehen.

Sicherheitsanweisung „Verhalten bei Nadelstichverletzungen"

Durch die jeweilige Unterschrift wird bestätigt, dass dem Mitarbeiter die nachstehende Sicherheitsanweisung von Frau/Herrn _____ am _____ bekannt gemacht und erläutert wurde.

Name des Unterzeichnenden	Datum	Unterschrift

Datum, Unterschrift des Unterweisenden

1. Zweck

Nadelstichverletzungen sind ein großes Risiko für beruflich bedingte Infektionen im medizinischen Bereich. Relevant für eine Übertragung durch Blut sind Viren (Hepatitis B, Hepatitis C, HIV) sowie Bakterien und Pilze.

2. Verhaltensregeln und Schutzmaßnahmen

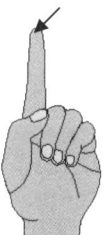

Nadelstich- und Schnittverletzungen, insbesondere mit potenziell infektiösem Material, müssen umgehend von einem Arzt behandelt werden. Die Meldung an den betriebsärztlichen arbeitsmedizinischen Dienst muss ebenfalls umgehend erfolgen.

Der Arzt stellt die Indikation zu notwendigen Hepatitis- und / oder HIV-Schnelltests sowie zur postexpositionellen Impfprophylaxe (Hepatitis B).

Bei der Möglichkeit einer HIV-Exposition ist schnelles Handeln geboten.

Eine postexpositionelle medikamentöse Prophylaxe (PEP) muss unverzüglich begonnen werden.

Stammt das Blut bei einer Stichverletzung von einem HIV-Patienten, ist umgehend eine auf HIV-Behandlung spezialisierte Schwerpunkteinrichtung aufzusuchen.

Maßnahmen:

- Ausbluten der Wunde, Blutfluss fördern durch Druck auf das umliegende Gewebe, mindestens eine Minute, möglichst alles Fremdmaterial aus der Wunde entfernen

- Intensive Desinfektion mit PVP-Jod oder alkoholischen Präparaten. Falls momentan kein Desinfektionsmittel verfügbar ist – Spülung mit Kochsalzlösung oder Wasser; Stichkanal weit spreizen, um Tiefenwirkung des Desinfektionsmittels zu erreichen; Mindestdauer der Desinfektion drei Minuten

- Arzt aufsuchen

- Unfallmeldung – Unfalldokumentation

- Meldungen: Berufsgenossenschaft, Arbeitsmedizin

- Klärung Patientenstatus: HIV-Serologie, HIV-Krankheitsstadium, Hepatitis

- Bei einer HIV-Exposition umgehende Einleitung einer systemischen, medikamentösen Postexpositionsprophylaxe

- Erster HIV-Antikörper-Test, Hepatitisserologie; diese Blutproben sind im Zusammenhang mit einer eventuell später auftretenden Infektion (Serokonversion) besonders wichtig (Unfallzusammenhang)

- Kontrolluntersuchungen nach zwei, vier und sechs Monaten

- Dokumentation aller Maßnahmen

Sofortmaßnahmen nach Stich- oder Schnittverletzungen bei Gefahr einer Exposition:

- Potenziell infektiöses Material (Blut, Sekret u. Ä.), insbesondere HIV

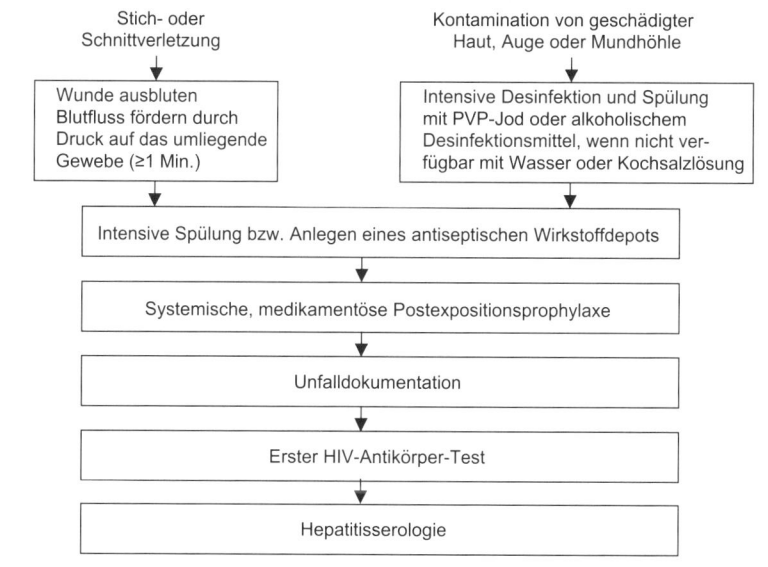

89

3.6 Röntgen- und Strahlenschutz

3.6.1 Rechtliche Grundlagen

Die diagnostische und therapeutische Anwendung von Röntgenstrahlen wird durch die RöV, die „Verordnung über den Schutz vor Schäden durch Röntgenstrahlen", geregelt. Da die diagnostische Anwendung von Röntgenstrahlen der therapeutischen weit überwiegt, wird im Folgenden ausschließlich die Diagnostik mit Röntgenstrahlen behandelt. Die Röntgenverordnung (RöV) trat am 01.03.1973 in Kraft und wurde am 08.01.1987 novelliert. Die aktuelle Version wurde am 30.04.2003 verabschiedet. Im Laufe der Zeit wurden insbesondere Änderungen in den höchstzulässigen Dosen und in der Fachkunde des Betreibers vorgenommen.

§ 1 Anwendungsbereiche der Röntgenverordnung
Die RöV gilt für alle in einer Maschine erzeugten elektromagnetischen Strahlen mit einer Energie im Bereich von 5 kV bis 1 MeV. Röntgengeräte in der Humanmedizin arbeiten meist mit einer Strahlenenergie von 20 bis 130 kV.

§ 2 Begriffsbestimmungen und Strahlenschutzgrundsätze
Hervorgehoben wird, dass jede unnötige Strahlenexposition, auch unterhalb der Grenzwerte, so gering wie möglich zu halten ist.

§§ 3, 4 Genehmigungspflichtiger und genehmigungsfreier Betrieb und Anzeige
Gemäß der RöV von 1987 ist jeder Betrieb eines Röntgengeräts genehmigungspflichtig. Diese Regelung besteht in der RöV von 2003 weiter. Jedoch gibt es nach der neuen Verordnung die Möglichkeit, ohne Genehmigung zu arbeiten, wenn bestimmte Voraussetzungen erfüllt sind. In diesem Fall erfolgt nur eine Anzeige bei der zuständigen Behörde. Die Voraussetzungen sind eine Bauartzulassung oder die Herstellung und das erstmalige Inverkehrbringen des Röntgenstrahlers unter dem Anwendungsbereich des Medizinproduktegesetzes. Die Inbetriebnahme muss der zuständigen Behörde unter Beifügung entsprechender Unterlagen mindestens zwei Wochen vor Untersuchungsbeginn gemeldet werden. Beigefügt werden

müssen u. a. ein Bericht eines Sachverständigen und der Fachkundenachweis (s. u. zu §§ 18a, 45)

In der Röntgendiagnostik sollte zur Beratung in Fragen der Optimierung, Patientendosimetrie und Qualitätssicherung ein Medizinphysikexperte zur Verfügung stehen.

§§ 13 bis 15 Strahlenschutzverantwortliche, Strahlenschutzbeauftragte

Als Strahlenschutzverantwortlicher gilt immer der Betreiber der Anlage. In der Praxis ist dies in der Regel der Praxisinhaber. Der Strahlenschutzverantwortliche hat dafür zu sorgen, dass alle Schutzmaßnahmen eingehalten werden. Er kann die Strahlenschutzbeauftragten benennen. Diese müssen die Fachkunde im Strahlenschutz nachweisen (s. u. zu §§ 18a, 45). Dem Strahlenschutzbeauftragten wird für einen definierten Bereich die Beaufsichtigung der Einhaltung des Strahlenschutzes übergeben. Die Aufgaben und Befugnisse des Strahlenschutzbeauftragten müssen schriftlich fixiert werden.

§ 15 Allgemeine Schutzmaßnahmen

In der aktuellen Röntgenverordnung lautet der Beginn des Paragrafen wie folgt:

„Der Strahlenschutzverantwortliche hat unter Beachtung des Standes der Technik zum Schutz des Menschen und der Umwelt vor den schädlichen Wirkungen von Röntgenstrahlung durch geeignete Schutzmaßnahmen, insbesondere durch Bereitstellung geeigneter Räume, Schutzvorrichtungen, Geräte und Schutzausrüstungen für Personen, durch geeignete Regelung des Betriebsablaufs und durch Bereitstellung ausreichenden und geeigneten Personals, erforderlichenfalls durch Außerbetriebsetzung, dafür zu sorgen, dass
1. jede unnötige Strahlenexposition von Menschen vermieden wird,
2. jede Strahlenexposition von Menschen unter Berücksichtigung aller Umstände des Einzelfalles auch unterhalb der in § 31a Abs. 1 bis 4 Satz 1 und 2, § 31b Satz 1, § 31c Satz 1 und § 32 festgesetzten Grenzwerte so gering wie möglich gehalten wird, (...)"

Der Strahlenschutzverantwortliche und der Strahlenschutzbeauftragte müssen den Strahlenschutz sicherstellen und die Erfüllung etwaiger Auflagen bzw. Anordnungen der Aufsichtsbehörden gewährleisten.

§ 16, 17a Qualitätssicherung

Diagnostische Referenzwerte des Bundesamts für Strahlenschutz müssen für die Qualitätssicherung bei der Durchführung von Röntgenuntersuchungen zugrunde gelegt werden.

Der Strahlenschutzverantwortliche hat den Betrieb der Röntgeneinrichtung anzuzeigen. Wenn noch Röntgenanlagen betrieben werden, die noch nicht gemeldet sind, gilt diese Pflicht unmittelbar.

§§ 18, 18a, 45 Sonstige Pflichten und erforderliche Fachkunde und Kenntnisse im Strahlenschutz

Eine deutschsprachige Gebrauchsanweisung des Röntgengeräts und die aktuelle Version der RöV müssen immer ausliegen. Weitere Dokumente der Röntgeneinrichtung müssen verfügbar sein. Dazu gehören insbesondere die Aufzeichnungen über die Konstanzprüfungen des Röntgengeräts (mindestens monatlich) und der Bildqualität (in der Heilkunde arbeitstäglich). Darüber hinaus muss eine dokumentierte Einweisung des Personals an den Röntgengeräten erfolgt sein. Insbesondere ist auch auf eine dokumentierte Einweisung durch den Hersteller oder Lieferanten zu achten. Im Abstand von fünf Jahren muss eine Überprüfung des Röntgengeräts durch einen Sachverständigen erfolgen. Ein Bestandsverzeichnis der Röntgengeräte muss geführt werden. Ein Bestandsverzeichnis nach § 8 der Medizinproduktebetreiberverordnung kann verwendet werden.

Arbeitsanweisungen über häufig am betreffenden Röntgengerät vorkommende Untersuchungen sind zu führen und am Arbeitsplatz auszulegen.

Die erforderliche Fachkunde im Strahlenschutz wird erworben durch
*   geeignete Ausbildung,
*   praktische Erfahrung (z. B. Nachweis einer festgelegten Zahl bestimmter Untersuchungen) und
*   die erfolgreiche Teilnahme an einem anerkannten Kurs.

Die Fachkunde gilt für jeweils fünf Jahre und muss durch die erfolgreiche Teilnahme an einem Aktualisierungskurs oder anderen Fortbildungsmaßnahmen, die von der zuständigen Stelle anerkannt worden sind, aufgefrischt werden.

§ 19 Strahlenschutzbereiche

Nach Höhe der Strahlenexposition wird zwischen dem Überwachungsbereich und dem Kontrollbereich unterschieden. Diese Bereiche werden von einem Sachverständigen nach einer Prüfung festgelegt. Der bedeutendere Bereich für den Strahlenschutz ist der Kontrollbereich. Der Kontrollbereich muss nicht mit dem Röntgenraum identisch sein. Es ist jedoch ratsam, den Kontrollbereich spätestens mit dem Röntgenraum abschließen zu lassen, insbesondere, da der Kontrollbereich abzugrenzen und während der Einschaltzeit des Röntgenstrahlers zu kennzeichnen ist. Die Kennzeichnung muss deutlich sichtbar sein und mindestens die Worte „Kein Zutritt – Röntgen" enthalten und auch während der Betriebsbereitschaft vorhanden sein.

Im Kontrollbereich müssen alle Personen geeignete Schutzmaßnahmen tragen.

§ 20 Röntgenräume

Der Röntgenraum wird hier als ein „allseits umschlossener Raum" definiert. In Abweichung davon darf eine Röntgeneinrichtung auch außerhalb eines Röntgenraums betrieben werden, wenn z. B. „der Zustand der untersuchten Person" dies erfordert.

§ 22 Zutritt zu Strahlenschutzbereichen

Im Kontrollbereich dürfen sich neben Personen, die dort tätig werden, auch helfende Personen aufhalten, wenn ein fachkundiger Arzt / Zahnarzt dem zugestimmt hat. Der Zutritt schwangerer Frauen ist nach der neuen RöV nicht mehr grundsätzlich ausgeschlossen, jedoch sind hier besondere Grenzwerte und Schutzmaßnahmen einzuhalten. Diese Schutzmaßnahmen sind so gestaltet, dass in der Regel Schwangere auch weiterhin im Kontrollbereich nicht arbeiten werden.

§ 23 Rechtfertigende Indikation

Bei der Prüfung der rechtfertigenden Indikation sind neben den bisher schon erforderlichen Abwägungen zwischen Risiko und Nutzen jetzt zusätzlich die Möglichkeiten zu prüfen, das Untersuchungsziel auch mit einer geringeren oder ohne Strahlenexposition zu erreichen. Auf den radiologisch tätigen Arzt / Zahnarzt kommt hierbei eine besondere Verantwortung zu, indem er bei jeder Überweisung die Indikation kritisch prüfen muss. Aufzeichnungen über die Stellung der rechtfertigenden Indikation sind zu führen.

§ 28 Aufzeichnungspflicht, Röntgenpass

Über jede Anwendung von Röntgenstrahlen am Menschen sind Aufzeichnungen zu führen über

1. die Befragung, ob frühere Anwendungen ionisierender Strahlen stattgefunden haben,
2. die Befragung, ob eine tatsächliche oder mögliche Schwangerschaft besteht,
3. den Zeitpunkt und die Art der aktuellen Anwendung der Röntgenstrahlen,
4. Angaben zur rechtfertigenden Indikation,
5. den erhobenen Befund und
6. die Strahlenexposition des Patienten (bei neueren Geräten) oder entsprechende Daten, aus denen die Strahlenexposition unmittelbar ermittelt werden kann (bei älteren Geräten).

Die Röntgenbilder und die genannten Aufzeichnungen sind zehn Jahre lang nach der letzten Untersuchung des betreffenden Patienten aufzubewahren. Röntgenpässe sind den Patienten anzubieten.

§ 31 Dosisgrenzwerte bei beruflich strahlenexponierten und besonders schutzbedürftigen Personen

Hier werden höchstzulässige Dosen festgelegt, die nicht überschritten werden dürfen und nicht erreicht werden sollen.

Die Einteilung nach Kategorien wurden beibehalten.

Kategorie A sind Personen, die einer effektiven Dosis von mehr als 6 mSv oder einer höheren Organdosis als 45 mSv für die Augenlinse oder 150 mSv für die Haut, die Hände, die Unterarme, die Füße und Knöchel ausgesetzt sind.

Kategorie B sind Personen, die einer effektiven Dosis von mehr als 1 mSv oder einer höheren Organdosis als 15 mSv für die Augenlinse oder 50 mSv für die Haut, die Hände, die Unterarme, die Füße und Knöchel ausgesetzt sind, ohne in die Kategorie A zu fallen.

Die effektive Dosis darf den Grenzwert von 20 mSv im Kalenderjahr nicht überschreiten. Darüber hinaus werden auch Grenzwerte für die Organdosis genannt.

Für andere als beruflich strahlenexponierte Personen, z. B. Begleitpersonen, darf die Ganzkörperdosis 1 mSv nicht überschreiten.

§ 35 Dosismessung
Alle Personen, die sich bei einer Röntgenuntersuchung im Kontrollbereich aufhalten, müssen eine Messung der Körperdosis dulden. Die Durchführung muss der Strahlenschutzverantwortliche oder sein Beauftragter gewährleisten.

Die Messung soll durch ein von der nach Landesrecht zuständigen Stelle zur Verfügung gestelltes Dosimeter erfolgen. Die Dosismessung erfolgt in der Regel an der Vorderseite des Rumpfes unter der Schutzkleidung. Meist erfolgt eine monatliche Ablesung durch eine amtliche Messstelle des jeweiligen Bundeslands. Weitere Dosimeter können eventuell erforderlich sein (z. B. Fingerdosimeter).

Nicht beruflich exponierte Personen, wie z. B. Begleitpersonen, sind mit einem sofort ablesbaren Dosimeter auszustatten, das nach der Exposition sofort abgelesen und dessen Wert dokumentiert wird.

Die Messergebnisse müssen so lange aufbewahrt werden, bis die überwachte Person das 75. Lebensjahr erreicht hat, oder mindestens 30 Jahre nach Ende der letzten Beschäftigung.

§ 36 Unterweisung (Belehrung)
Personen, die für die Röntgenuntersuchung im Kontrollbereich anwesend sein müssen, und solche, die zwecks Ausbildung den Kontrollbereich betreten dürfen, sind vor dem ersten Betreten zu unterweisen über
- die Arbeitsmethoden,
- die möglichen Gefahren,
- die anzuwendenden Sicherheits- und Schutzmaßnahmen,
- den für sie wesentlichen Bestandteil der RöV,
- die erteilten Genehmigungen und
- die Strahlenschutzanweisung.

Diese Unterweisung ist einmal im Jahr zu wiederholen.

Andere Personen, die zum Kontrollbereich Zutritt erhalten, sind über die **möglichen Gefahren** und deren Vermeidung zu unterweisen.

Die Unterweisungen sind schriftlich zu dokumentieren und von den Unterwiesenen unterschreiben zu lassen.

§ 37 Ärztliche Untersuchung
Beruflich strahlenexponierte Personen der Kategorie A dürfen nur im Kontrollbereich tätig werden, wenn sie innerhalb eines Jahres vor Beginn ihrer Tätigkeit von einem ermächtigten Arzt untersucht worden sind. Diese Untersuchung, zu der auch eine Unbedenklichkeitsbescheinigung gehört, muss jährlich wiederholt werden.

Eine Beschäftigung darf nur aufgenommen oder fortgesetzt werden, wenn dem Strahlenschutzverantwortlichen die ärztliche Unbedenklichkeitsbescheinigung vorliegt.

Die Behörde kann auch bei Personen der Kategorie B eine solche Untersuchung anordnen.

Es ist zu empfehlen, diese Untersuchungen im Rahmen der sonstigen arbeitsmedizinischen Untersuchung durchführen zu lassen.

3.6.2 Schutzmaßnahmen

Grundsätzlich muss zwischen den Schutzmaßnahmen für den Strahlenanwender bzw. das Assistenzpersonal und denen für die Patienten unterschieden werden.

Die Strahlenschutzkleidung für den Strahlenanwender dient als persönliche Schutzausrüstung zur Verminderung der Strahlenexposition des Untersuchers bzw. des Assistenzpersonals (z. B. Röntgenschürzen, Bleihandschuhe).

Die Strahlenschutzkleidung für den Patienten dient zur Verminderung der Strahlenexposition durch Abdeckung von Bereichen oder Organen (z. B. Gonadenschutz).

Daneben gibt es noch Strahlenschutzzubehör, wie z. B. ortsfeste Schutzschilde.

Der Strahlenschutzverantwortliche hat zum Zwecke des Strahlenschutzes die Bereitstellungspflicht für die notwendigen Schutzvorrichtungen, Geräte und Schutzausrüstungen (§ 15 RöV).

Der Verwendung von Daueinrichtungen ist dann, wenn der Betriebsablauf es erlaubt, der Vorrang zu geben vor der Schutzkleidung (§ 21 RöV). Bei Aufenthalt im Kontrollbereich ist sicherzustellen, dass die erforderliche Schutzkleidung getragen wird.

Zum Patientenschutz ist es erforderlich, Körperbereiche, die nicht von den Nutzstrahlen getroffen werden sollen, zu schützen. Strahlenschutz für den Patienten wird als zusätzliches Mittel der Dosisminimierung nicht durch andere dosissparende Maßnahmen ersetzt.

Die Schutzkleidung sollte eine leicht zu desinfizierende und reinigende Oberfläche besitzen. Die anzuwendenden Desinfektions- und Reinigungsmittel sollten nach Herstellerangaben der Schutzkleidung ausgewählt werden. Die Schutzkleidung sollte nicht geknickt und hängend gelagert werden. Beschädigungen der Schutzkleidung sind Anlass einer sofortigen Überprüfung durch den Service, da bei einer Verschiebung der Bleilamellen die Strahlenschutzwirkung nicht mehr optimal gewährleistet ist.

Die Schutzkleidung des Untersuchenden stellt einen Schutz vor Streustrahlung dar. Das Nutzstrahlenbündel, also der Teil der Strahlung, der der Bilderzeugung dient, ist vom Personal unbedingt zu vermeiden.

Die gebräuchlichen Röntgenschürzen liegen im Brustbein- und Schlüsselbeinbereich nicht gut an und schützen die Schilddrüse gar nicht. Bei dosisintensiven Untersuchungen sollte daher zusätzlich ein Schilddrüsenschutz getragen werden.

Insbesondere bei Angiografien ohne die Möglichkeit, eine Dauer-Schutzeinrichtung zu nutzen, sollte eine Bleiglasbrille getragen werden.

Die Gegebenheiten können im konkreten Fall bezüglich des Umfangs und der Art der regelungsbedürftigen Abläufe und Einrichtungen von den in diesem Kapitel gemachten Ausführungen abweichen. Die hier gemachten Empfehlungen sind unter Berücksichtigung der gesetzlichen Forderungen entsprechend anzupassen.

Sicherheitsanweisung „RöV und StrlSchV"

Unterweisung bei Tätigkeit im Kontrollbereich vor der Anwendung von radioaktiven Stoffen oder ionisierender Strahlung, der technischen Durchführung oder technischen Mitwirkung nach RöV und StrlSchV

Durch die jeweilige Unterschrift wird bestätigt, dass dem Mitarbeiter die nachstehende Sicherheitsanweisung bekannt gemacht und erläutert wurde:

Bezeichnung
Betriebsstätte / Abteilung _____

Unterweisende(r)
(mit Unterschrift)   _____

Ort, Datum   _____

Durch die jeweilige Unterschrift wird bestätigt, dass der Unterzeichner gem. Röntgenverordnung / Strahlenschutzverordnung in folgenden Inhalten

Allgemeines

- ☐ Inhalt der Genehmigung und derer Nebenbestimmungen
- ☐ Wesentlicher Inhalt der RöV und der StrlSchV
- ☐ Strahlenschutzunterweisung
- ☐ Messung der Personendosis

Schutzmaßnahmen

- ☐ Grundregeln beim Umgang mit ionisierender Strahlung
- ☐ Maßnahmen bei bedeutsamen Ereignissen
- ☐ Tätigkeitsverbot, Zutritt zu Strahlenschutzbereichen
- ☐ Strahlenschutzmessgeräte, personendosimetrische Überwachung
- ☐ Qualitätskontrollen

Spezielle Themen beim Umgang mit offenen, radioaktiven Stoffen

- ☐ Verhalten bei Personen-, Tier- und Sachkontamination
- ☐ Arbeitsmethoden
- ☐ Strahlenschutzmessgeräte und Durchführung von Messungen
- ☐ Bestellung, Lieferung, Lagerung und Buchführung radioaktiver Stoffe
- ☐ Rückgabe der Tiere mit Kontaminationen oder Inkorporationen
- ☐ Abfallbeseitigung und Abgabe

unterrichtet wurde.

Hinweis: Die Unterweisung ersetzt nicht den Erwerb von Basiswissen im Strahlenschutz, der nur mit erforderlicher Fachkunde im Strahlenschutz oder den erforderlichen Kenntnissen im Strahlenschutz erworben wird.

Die Unterweisungen sind in gewissen Zeitabständen zu wiederholen.

Name des Mitarbeiters	Datum	Unterschrift

Bestandsverzeichnis für Röntgengeräte

Nr.	Bezeichnung / Art und Typ / Loscode oder Serien-Nr. / Anschaffungsjahr	Firma / Anschrift	Der CE-Kennzeichnung hinzugefügte Kennnummer	Betriebliche Indentifikationsnummer (soweit vorhanden)	Standort und betriebliche Zuordnung	Vom Hersteller angegebene Frist für die sicherheitstechnische Kontrolle

4. Baulich-funktionelle Anforderungen

4.1 Rechtliche Anforderungen

Bei einer Begehung wird auch die Gestaltung von Praxen überprüft. Bei der Gestaltung muss eine Vielzahl von baulich-funktionellen Vorgaben beachtet werden, um insbesondere die Hygienevorschriften sicher zu erfüllen. Darüber hinaus existieren Interpretationsspielräume in den Vorschriften zum ambulanten Operieren. Diese führen zu Unsicherheiten bei der Umsetzung von Maßnahmen hinsichtlich der räumlich-funktionellen Gestaltung und der raumlufttechnischen Versorgung von ambulanten OP-Bereichen in Abhängigkeit von Anforderungen an die Keimarmut. Die vorliegenden Hygieneempfehlungen in Bezug auf baulich-funktionelle Aspekte verstehen sich als Handlungshilfe für Praxisinhaber.

Aus hygienischer Sicht sollten im Wesentlichen folgende Vorschriften für die baulich-funktionellen Aspekte herangezogen werden:
- Anforderungen der Hygiene bei Operationen und anderen invasiven Eingriffen. Mitteilung der Kommission für Krankenhaushygiene und Infektionsprävention am Robert-Koch-Institut (aus Bundesgesundheitsbl-Gesundheitsforsch-Gesundheitsschutz 8/2000, S. 644–648) und Listung von ambulant durchführbaren operativen Eingriffen nach Anhang zu /1/ (aus Bundesgesundheitsblatt 1997, S. 361–365)
- Leitfaden Praxishygiene – Hygiene in der Arztpraxis und beim Ambulanten Operieren (Landesgesundheitsamt Baden Württemberg 2004)
- VDI 6022 Blatt 1, Hygienebewußte Planung, Ausführung, Betrieb und Instandhaltung raumlufttechnischer Anlagen (April 2006)
- Neuentwurf DIN 1946-4 Raumlufttechnik – Raumlufttechnische Anlagen in Krankenhäusern (Dezember 2008)
- VDI 2167-1 Technische Gebäudeausrüstung für Krankenhäuser – Heizungs und Raumlufttechnik (August 2007)

4.2 Übersicht baulich-funktionelle Anforderungen

Behandlungsraum/-räume

Die Anforderungen an Behandlungsräume sind:

- Waschplatz mit warmem und kaltem Wasser in der Nähe des Behandlungsplatzes
- Geeignete Spender für Händereinigungsmittel und für Händedesinfektionsmittel
- Einmalhandtücher
- Bedienung der Wasserarmaturen und der Spender für flüssige Mittel ist ohne Handberührung möglich
- Bei mehreren Behandlungsplätzen in einem Behandlungsbereich
  - Desinfektionsmittelspender für jeden Behandlungsplatz
  - Trennwände zwischen den Behandlungsplätzen (Empfehlung)
- In Aufwachräumen mindestens ein Spender für Händedesinfektionsmittel
- Fußboden und Außenflächen von Einrichtungsgegenständen müssen feucht zu reinigen, flüssigkeitsdicht und zu desinfizieren sein
- Patientenliegen mit leicht zu reinigenden und desinfizierbaren Oberflächen

OP-Bereich
Raumprogramm, ggf. Bauzeichnung hinterlegen

Eingriffseinheit

- Eingriffsraum
- Personalumkleide
- Patientenumkleide (optional)
- Waschplatz (im Eingriffsraum zulässig)
- Separater Aufbereitungs-/Sterilisierraum für Eingriffe nach § 115b, ansonsten Fläche für die Lagerung, Entsorgung und Aufbereitung von Geräten bzw. Gebrauchsmaterial
- Sterilgutlager separater Raum oder separate Schränke (optional)

- Bodeneinlass zulässig
- Ruhezone (optional)

OP-Einheit

- Personalumkleide (Personalschleuse), direkter Zugang zum OP nur durch Personalumkleide
- Patientenumkleide, Patientenschleuse
- Waschplatz außerhalb des OPs
- OP-Räume
- Separater Aufbereitungs-/Sterilisierraum, ggf. auch außerhalb des OP-Bereichs
- Unreine Arbeitszone (Entsorgungszone)
- Geräteraum (optional)
- Sterilgutlager, separater Raum oder separate Schränke
- Ein-/Ausleitraum (optional)
- Ruhezone, ggf. auch außerhalb des OP-Bereichs

OP-Bereich

Patientenumkleide / Patientenübergabebereich

- Raumfläche (funktionell ausreichend)
- Trennung (baulich / funktionell – rein / unrein)
- Wegeführung (organisierter Zu-/Abgang zu OP, Aufwachraum)

Unreine Seite

- Unterbringung von Patientenkleidung / Straßenschuhen
- Abwurf OP-Schuhe / Einmalschuhe / Bereichskleidung (optional)
- Ggf. Handwaschbecken (mit Spendern für Flüssigseife, Einmalhandtücher)
- Ggf. Patiententoilette
- Ggf. Umkleidekabine für Patienten (ggf. Anzahl)

Reine Seite

- Ggf. Schränke, Regale für OP-Wäsche, Überschuhe
- Desinfektionsmittelspender, hygienische Händedesinfektion
- Stellplatz OP-Hauben

Hinweis:
Verfahrensanweisung, Arbeitsanweisungen für das Personal für die Patientenübergabe, Vorbereitung und Einschleusen in den OP-Bereich muss vorliegen.

Patiententoilette
- Innerhalb der OP-Einheit
- Außerhalb der OP-Einheit

Personalumkleide / Personalschleuse (separater Raum)
- Raumfläche (funktionell ausreichend)
- Trennung (baulich / funktionell – rein / unrein)
- Wegeführung (organisierter Zu-/Abgang zu OP, Aufwachraum)

Unreine Seite
- Ausreichende Unterbringung von Kleidung / Schuhen
- Abwurf OP-Schuhe
- Abwurf Bereichskleidung unrein
- Handwaschbecken (mit Spendern für Flüssigseife, Einmalhandtücher)
- Ggf. Personaltoilette

Reine Seite
- Reinigungsfreundlich, desinfektionsfeste Schränke, Regale für OP-Wäsche
- Stellplatz / Rollcontainer / Regale für OP-Schuhe rein, Einmalschuhe
- Desinfektionsmittelspender
- Stellplatz / Rollcontainer / Regal OP-Hauben, Mundschutz

Hinweis:
Aushang mit Arbeitsanweisungen, Verfahrensanweisung für das Personal, für die Personaleinschleusung, Vorbereitung

Personaltoilette
- Innerhalb der OP-Einheit
- Außerhalb der OP-Einheit
- Handwaschbecken (mit Direktspendern für Flüssigseife und Händedesinfektionsmittel [Einmalgebinde], Einmalhandtücher, Abwurf)

Checkliste „OP-Raum / -Räume"

OP-Raum / -Räume
(Anzahl: _____)
Nutzfläche-/Arbeitsfläche ausreichend
(Lagerung von Geräten / Medizinprodukten)

Liste der Geräten / Medizinprodukte
- **fahrbar**

1. _____   5. _____
2. _____   6. _____
3. _____   7. _____
4. _____   8. _____

- **fest installiert**

1. _____   5. _____
2. _____   6. _____
3. _____   7. _____
4. _____   8. _____

Hinweis:
Zu jedem Gerät sind die Geräteunterlagen mit Anschaffungsjahr, Gebrauchsanweisung, technische Prüfberichte, Herstellerangaben, Routineprüfungsplan, Wartungsprotokolle und Wartungsintervalle, technischer Notdienst, Ersatzteilliste, Ersteinweisung und Schulung des Personals sowie der für diesen Bereich Verantwortliche zu hinterlegen.

Baubeschreibung der hygienegerechten Ausstattung
1. Wände bis 2 m Höhe abwaschbar, wisch- und scheuerdesinfizierbar und dekontaminierbar – Materialbeschreibung (z. B. epoxydharzverfugte Fliesen, geeignete Spezialfarben auf Glasfaser, spezielle Verputzungen)

_____

2. Fußbodenauskleidung (flüssigkeitsdicht, abwaschbar, wisch- und scheuerdesinfizierbar und dekontaminierbar, geeignete Verfugung, leitfähig?, keine fest aufgebauten, nicht rollbaren Schränke)

_____

3. Beschreibung weiterer Flächen:
   - Fensterbänke (abwaschbar, scheuerdesinfizierbar)
   - Beschreibung von fest installierten Arbeitsflächen (abwaschbar, scheuerdesinfizierbar)
   - Sonstige Flächen (z. B. Oberflächen von Hängeschränken)
4. Heizkörper müssen an allen Oberflächen zu reinigen und zu desinfizieren sein (Plattenheizkörper, keine Konvektoren)
5. Fahrbare Wagen / Instrumentiertische (Anzahl, Funktion abwaschbar, scheuerdesinfizierbar)
6. Anästhesieeinheit im OP
   - deckenmontiert,
   - wandmontiert
   - mobil
7. Druckluft (ZGA / Kompressor [mobil, Stand-by])
8. Sonstiges

Beschreibung der Fensteranlage
- Fest verschlossene Fenster bei RLT (Klimaanlage)
- Fensterlüftung mit Fliegengitter außen möglich
- Lüftungsintervall _____

Beschreibung der Verdunkelungsanlage
innen
- Anzahl: _____
- Funktion
- Leicht zu reinigen
- Abwaschbar
- Scheuerdesinfizierbar

außen
- Anzahl. _____
- Funktion
- Leicht zu reinigen
- Abwaschbar

Abwurfsystem für unsterile Produkte / Abfall
- (rollbar)

Beschreibung des Sterilgutlagers im OP
- Schränke, Hängeschränke / Wandschränke (normal schließend, flächendesinfizierbar)

---

o Lokalisation _____
- Regale (nur für den Tagesbedarf) _____
o Lokalisation _____
- Liste der gelagerten Materialien
- Dokumentation Prüfung des Sterilgutlagers

Beschreibung der Türanlage zum OP
- Material (wisch- und scheuerdesinfektionsfest, dekontaminierbar)

- Griffe _____
- Wand- und Bodenverankerung (wisch- und scheuerdesinfektionsfest, dekontaminierbar) _____
- Ggf. Automatik / Pneumatik (ggf. gegenseitige Verriegelung)

Röntgenraum/-bereich
Die Anforderungen an Röntgenräume/-bereiche sind:
- Mindestens ein Spender für Händedesinfektionsmittel
- Ablageflächen
- Ggf. Einsatz von Trays zur Verhinderung der Kontamination von Oberflächen

Aufbereitungsraum/-bereich; Abfallentsorgung
Die Anforderungen an den Aufbereitungsraum/-bereich / die Abfallentsorgung sind:
- Festlegung eines eigenen Bereichs für die Aufbereitung von Medizinprodukten und die Abfallentsorgung
- Trennung der Arbeitsabläufe in „unrein" und „rein"

Wartezimmer/-bereich

Die Anforderungen an Wartezimmer/-bereich sind:

- Leichte Reinigungsmöglichkeit der Ausstattung

Personalräume

Die Anforderungen an Personalräume sind:

- Pausen-/Umkleideraum ist vorhanden
- Einnahme von Speisen in Behandlungs- und Aufbereitungsbereichen ist unzulässig
- Wechsel der persönlichen Kleidung gegen Berufskleidung im Pausenraum oder Umkleideraum
- Trennung persönlicher Kleidung von der Berufskleidung (sauber und gebraucht)
- Keine Schutzkleidung in Pausenräumen

Toiletten

Die Anforderungen an Toiletten sind:

- Verfügbarkeit von nur für das Personal vorgesehenen Toiletten mit Waschbecken, Seifenspender und Einmalhandtüchern; Bestandsschutzregelung s. Arbeitsstättenrecht

5. Hygienemanagement

5.1 Hygiene-, Desinfektions- und Reinigungsplan

Gemäß § 36 des Infektionsschutzgesetzes sind Sie dazu verpflichtet, in Hygieneplänen innerbetriebliche Verfahrensweisen zur Infektionshygiene festzulegen. Die Einhaltung wird vom Gesundheitsamt überwacht.

In einem Hygieneplan müssen hygienerelevante Arbeitsabläufe beschrieben sein. Auch die Anforderung an das Tragen besonderer Schutzkleidung gehört dazu. Der Hygieneplan muss gut sichtbar in der Einrichtung aufgehängt sein.

Auch die Desinfektions- und Reinigungsabläufe müssen in einem Plan dokumentiert werden. Dies kann als Anhang zum Hygieneplan oder als zusätzliches Dokument realisiert werden. Wichtig ist, dass die tatsächlich angewendeten Konzentrationen und Einwirkungszeiten sowie die genaue Bezeichnung der tatsächlich eingesetzten Desinfektions- und Reinigungsmittel aufgeführt sind.

Die genannten Dokumente müssen den Erstellungs- und Revisionsstand enthalten.

Die Inhalte des Hygiene-, Desinfektions- und Reinigungsplans müssen dem Praxispersonal in regelmäßigen, dokumentierten Schulungen erläutert werden. Es empfiehlt sich in diesem Zusammenhang, auch das Reinigungspersonal in die Schulungen einzubeziehen, da die Anwendung von Desinfektionsmitteln in der falschen Konzentration und mit der falschen Einwirkzeit eine häufige Fehlerquelle in der Hygiene ist. Die Desinfektionsmittel werden mit Wasser von etwa 20 °C angesetzt.

Für Zahnarzt- und Arztpraxen gibt es unterschiedliche Pläne. Beispielhaft finden Sie nachfolgend einen allgemeingültigen Hygieneplan.

Muster „Hygieneplan"

Was soll gereinigt oder desinfiziert werden	Wie Art der Anwendung	Womit Arbeitsmittel (z. B. Desinfektionsmittel)	Wann Zeitpunkt, Rhythmus, Folge der hygienischen Maßnahmen	Wer Verantwortliche oder betroffene Personen
Hände	Hygienische Händedesinfektion (Einreiben)	Händedesinfektionsmittel aus Direktspender: **Softa Man** Einwirkzeit hygienische Händedesinfektion: 30 sec.	– **vor Arbeitsbeginn** – **nach Arbeitsende** – **nach Toilettennutzung** – **nach dem Naseputzen** – **nach dem Ablegen von Schutzhandschuhen** – **vor dem Einlagern von Sterilgut**	Arzt / Zahnarzt, Arzthelferin / Zahnarzthelferin
	Händewaschen	Hautschonende Waschlotion aus Direktspender: **Baktolin classic Seife** Handtuch zum 1-maligen Gebrauch	– **vor Arbeitsbeginn** – **nach Arbeitsende** – **bei jeder sichtbaren Verschmutzung** **Bei sichtbarer Verschmutzung mit Infektionsgefahr erst hygienische Händedesinfektion, dann erst waschen, dann nochmals desinfizieren!**	Arzt / Zahnarzt, Arzthelferin / Zahnarzthelferin
	Pflegen	**Handelsübliche Hautcreme** Es kommen nur Tuben und keine Dosen zum Einsatz!	- **bei Bedarf** - **nach Arbeitsende**	Arzt / Zahnarzt, Arzthelferin / Zahnarzthelferin

Was	Wie	Womit	Wann	Wer
soll gereinigt oder desinfiziert werden	Art der Anwendung	Arbeitsmittel (z. B. Desinfektionsmittel)	Zeitpunkt, Rhythmus, Folge der hygienischen Maßnahmen	Verantwortliche oder betroffene Personen
Haut	**Desinfizieren** (tupfen oder sprühen) Hautpartie vollständig benetzen **Antiseptik**	Präparat und Dosierung: **Cutasept F** Einwirkzeit: 15 sec.	– **vor Injektionen** – **vor Blutentnahmen**	Arzt / Zahnarzt, Arzthelferin / Zahnarzthelferin
Schleim-haut	**Antiseptik** (tupfen) Hautpartie vollständig benetzen	Präparat und Dosierung: **Octenisept farblos** Einwirkzeit: 60 sec.	– **vor Eingriffen**	Arzt / Zahnarzt, Arzthelferin / Zahnarzthelferin
Schutz-kleidung	**Dünnwandige flüssigkeitsdichte Handschuhe**	**Manuplast** Untersuchungshand-schuh (PE) **Gentle Skin Premium OP** steriler, puderfreier OP-Handschuh aus Naturlatex	– **bei Blutentnahmen** – **bei Wischdesinfek-tionen** bei Tätigkeiten, die aseptisches Arbeiten erfordern	Arzthelferin / Zahnarzthelferin Arzt / Zahnarzt
... bei Spritzgefahr im Umgang mit Biostoffen und Gefahrstoffen	**Feste flüssigkeits-dichte Handschuhe** **Schutzbrille**	dickwandiger Handschuh mit Stulpe (Vileda „Der Robuste" 0,85 mm Gummi-dicke oder gleichwertig) Schutzbrille nach DIN EN 166	**bei der manuellen Reini-gung und Desinfektion der Instrumente** – **bei der manuellen Rei-nigung und Desinfek-tion der Instrumente** – **beim Umfüllen von Gefahrstoffen**	Arzthelferin / Zahnarzthelferin Arzthelferin / Zahnarzthelferin

Was soll gereinigt oder desinfiziert werden	Wie Art der Anwendung	Womit Arbeitsmittel (z. B. Desinfektionsmittel)	Wann Zeitpunkt, Rhythmus, Folge der hygienischen Maßnahmen	Wer Verantwortliche oder betroffene Personen
… wenn die Kleidung oder Berufskleidung der Beschäftigten mit Krankheitskeimen verschmutzt werden kann	**Flüssigkeitsdichte Schürzen**	PE-Schürzen von Care und Serve, Schutzbrille Nylon	**bei Reinigung der Instrumente und Spekula**	Arzthelferin / Zahnarzthelferin
Instrumente semikritisch A und B	– Abwurf im Untersuchungszimmer	– Wanne mit Deckel	mittags und abends	Arzthelferin / Zahnarzthelferin
	– Transport in Aufbereitungsraum	– Wanne mit Deckel		
	– Reinigung, Desinfektion, Spülung, Trocknung	– Reinigungs- und Desinfektionsgerät		
	– Kontrolle (Sauberkeit, Funktion)	– Lichtlupe		
	– Pflege	– Pflegespray auf Paraffinbasis		
	– Transport in Untersuchungszimmer	– desinfizierte Wanne mit Deckel		
	– staubgeschützte, trockene Lagerung	– Schublade		

Was	Wie	Womit	Wann	Wer
soll gereinigt oder desinfiziert werden	Art der Anwendung	Arbeitsmittel (z. B. Desinfektionsmittel)	Zeitpunkt, Rhythmus, Folge der hygienischen Maßnahmen	Verantwortliche oder betroffene Personen
Instrumente kritisch A und B	– Abwurf im Untersuchungszimmer	– Wanne mit Deckel	Nach der Durchführung kritischer Prozesse (z. B. Legen, Entfernen oder Wechsel von IUPs)	Arzthelferin / Zahnarzthelferin
	– Transport in Aufbereitungsraum	– Wanne mit Deckel		
	– Reinigung, Desinfektion, Spülung, Trocknung	– Reinigungs- und Desinfektionsgerät		
	– Kontrolle (Sauberkeit, Funktion)	– Licht-lupe		
	– Pflege	– Pflegespray auf Paraffinbasis		
	– Verpacken	– Folienverpackungen, Schweißgerät		
	– Kennzeichnen	– Beschriftungsgerät		
	– Beschickung des Sterilisators	– Beladungsmuster		
	– Sterilisation	– Universalprogramm		
	– dokumentierte Freigabe	– Rückmeldung Sterilisator?, Indikator?, Verpackung?, Eintrag in die Chargendokumentation		
	– Transport in Untersuchungszimmer	– desinfizierte Wanne mit Deckel		
	– staubgeschützte, trockene Lagerung	– Schublade		

Was soll gereinigt oder desinfiziert werden	Wie Art der Anwendung	Womit Arbeitsmittel (z. B. Desinfektionsmittel)	Wann Zeitpunkt, Rhythmus, Folge der hygienischen Maßnahmen	Wer Verantwortliche oder betroffene Personen
Einrich-tungs-gegen-stände z. B. Patientenstuhl, Geräte, Schränke	**Schnelldesinfektion** (Wischen, ggf. Sprühen und Wischen) Flächen vollständig benetzen	Präparat und Dosierung: Meliseptol, alkoholisches Schnell-desinfektionsmittel, wirksam ab 5 min.	zur Desinfektion von Flächen, Gynstuhl, Liegen, Schreibtisch während der Sprechstunde	Arzthelferin / Zahnarzthelferin
Flächen und Gegenstände Flächen und Gegenstände, die kontaminiert wurden	**Desinfizieren** (Wischen) Flächen vollständig benetzen	Präparat und Dosierung: Meliseptol-Tücher, 1 l Wasser + 10 ml Hexaquart forte, wirksam ab 60 sec.	zur Desinfektion von Flächen, Gynstuhl, Liegen, Schreibtisch täglich nach der Sprechstunde	Arzthelferin / Zahnarzthelferin
Räume, Fußböden	**Räume, Hartfuß-böden und Inventar** (Wischen)	Präparat und Dosierung: Meister Proper, Sagrotan-Reiniger	täglich nach der Sprechstunde	Praxisreinigung
Wäsche	**Erfassen (sammeln), desinfizieren, säubern** (z. B. Kochen der Wäsche)	Die Arbeitskleidung wird extern gereinigt	2 x pro Woche	Arzthelferin / Zahnarzthelferin
Abfall	**Sammeln, verschlie-ßen, entsorgen** Spitze, scharfe und zerbrechliche Gegenstände dürfen nur sicher umschlossen in den Abfall gegeben werden	z. B. Plastiksack, Kanülensammler	nach Bedarf	Arzthelferin / Zahnarzthelferin / Praxisreinigung

Ort, den _____

Praxisinhaber _____

5.2 Flächenreinigung und -desinfektion

Das Robert-Koch-Institut (RKI) hat im Jahr 2004 eine Empfehlung zur Reinigung und Desinfektion von Flächen herausgegeben (Bundesgesundheitsblatt 47 [2004]: 51–61,). Hier wird die Bedeutung der Analyse des Infektionsrisikos der Flächen in Praxen klar herausgestellt. Wie bei derartigen RKI-Veröffentlichungen gewohnt, wird der Evidenzgrad der Empfehlungen zum Vorgehen bei der Desinfektion genannt. So kann die Verbindlichkeit der Empfehlungen klar zugeordnet werden.

Einleitung
Neben der Sauberkeit hat die Reinigung und Desinfektion von Flächen in Gesundheitseinrichtungen insbesondere das Ziel, eine Infektionsverhütung gegenüber Personal und Patienten zu erreichen. Die sichtbare „Sauberkeit" bekommt in diesem Zusammenhang die Bedeutung eines Indikators für eine sorgsame Pflege der Flächen. Natürlich müssen zur Erreichung eines Desinfektionserfolgs weitere Voraussetzungen erfüllt werden, wie beispielsweise die Verwendung geeigneter Desinfektionsmittel in einer angemessenen Konzentration. Immer muss bedacht werden, dass auch sichtbar reine Flächen eine hohe Last an Mikroorganismen tragen können.

Betrachtet man das Infektionsrisiko unbelebter Flächen, sind folgende Faktoren zu berücksichtigen:
- die Allgegenwärtigkeit von Keimen,
- der Übertragungsweg,
- die „Qualität" (Persistenz, Infektiosität und Virulenz) und Quantität der Mikroorganismen,
- die Zunahme von Antibiotikaresistenzen und
- die gestiegene Zahl von infektionsanfälligen Patienten.

Die o. g. Empfehlung des RKI soll als Grundlage zur Erstellung von Desinfektions- und Hygieneplänen dienen. Vor der Bestimmung der vor Ort notwendigen Maßnahmen müssen die aktuelle Situation und bauliche Struktur der Einrichtung analysiert werden. Bei der Erstellung ist die Beratung durch Hygienefachpersonal erforderlich. Die Hygiene- und Desinfektionspläne haben den Status einer Betriebsanweisung und sind somit für das Personal der Gesundheitseinrichtung und von Fremdfirmen verbindlich.

5.2.1 Risikobewertung

Für den Ausbruch nosokomialer Infektionen haben unbelebte Flächen eine geringere Bedeutung als belebte Keimreservoire (z. B. Haut, Schleimhaut und Wunden), kontaminierte Medizinprodukte und Arzneimittel. Es wurden jedoch vereinzelte und ausbruchsartige Erregerübertragungen von Flächen veröffentlicht. Eine Beurteilung des Risikos, das von unbelebten Flächen ausgeht, muss daher erfolgen. So kann das Risiko einer Übertragung von Keimen von unbelebten Flächen im Rahmen des Multibarrierensystems vermindert werden.

Für die Risikobewertung sind vorrangig solche Flächen von Bedeutung, die direkten Kontakt mit der Haut oder Schleimhaut von Patienten und Personal haben oder die durch Sekrete und Exkrete oder aerogen verunreinigt werden. Von diesen Flächen können Mikroorganismen übertragen werden, indirekt (z. B. Hände des Personals, Instrumentarium) oder durch Staub. Das Übertragungsrisiko der Flächen ist beachtenswert im patientennahen Bereich oder bei Flächen, die von Personal und Patienten häufig berührt werden.

Auch die Infektionsdosis spielt eine wichtige Rolle (z. B. größer 105 bei Enteritis-Salmonellen und 10 bis 100 bei Noroviren).

Ein weiterer wichtiger Faktor stellt die Resistenzlage der im betrachteten Bereich behandelten Patienten dar.

Die Überlebenszeiten von Mikroorganismen hängen von vielen Faktoren ab (z. B. Spezies, Temperatur). Eine hohe Keimpersistenz findet sich im wässrigen Milieu und insbesondere in Biofilmen (z. B. in Wasserleitungen und -hähnen, Waschbecken, Siphons und medizinisch-technischen Geräten).

5.2.2 Übertragung von Mikroorganismen von unbelebten Flächen auf die Patienten und das Personal

Experimentelle Untersuchungsergebnisse zeigen zwar eine Übertragung von Krankheitserregern von unbelebten Flächen auf Personen, jedoch konnte eine Verminderung der Infektionsrate durch Desinfektion von Flächen statt alleiniger Reinigung nicht nachgewiesen werden. Andererseits konnten Ausbrüche unter Einbeziehung von Reinigungs- und Desinfektionsmaßnahmen eingedämmt werden. Allerdings wurden hier auch andere Maßnahmen, wie z. B. eine verbesserte Händehygiene, eingeführt.

5.2.3 Definition Reinigung und Desinfektion

Reinigung
ist ein Vorgang zur Entfernung von Verunreinigungen (z. B. Staub, chemische Substanzen, Mikroorganismen). Es werden Wasser und Zusätze verwendet. Die Reduktion von Mikroorganismen ist nicht beabsichtigt.

Desinfektion
ist ein Vorgang zur Reduktion der Anzahl von vermehrungsfähigen Mikroorganismen, um zu verhindern, dass von der derart behandelten Fläche ein Infektionsrisiko ausgeht. Die Wirkung der Desinfektion ist quantitativ nachweisbar. Im Fokus der Desinfektion steht die Reduktion pathogener Keime.

Dabei handelt es sich um eine routinemäßige Desinfektion (laufende Desinfektion, prophylaktische Desinfektion), wenn Flächen zur Einschränkung der Verbreitung von Krankheitserregern behandelt werden, weil zu vermuten ist, dass eine Kontamination mit erregerhaltigem Material vorliegt.

Häufig erfolgen die Reinigung und Desinfektion in einem Arbeitsschritt und werden als desinfizierende Reinigung bezeichnet.

Gezielte Desinfektionen sind solche bei
- erkennbarer Kontamination,
- Schlussdesinfektion,
- Ausbruchssituation und
- Auftreten spezieller Erreger.

Erkennbare Kontaminationen können z. B. durch Blut oder Eiter erfolgen.

Eine Schlussdesinfektion erfolgt in Bereichen, in denen ein kolonisierter oder infizierter Patient behandelt wurde. Sie dient dem Zweck, eine Infektion nachfolgender Patienten oder des Praxispersonals zu verhindern.

In Ausbruchssituationen und bei Auftreten spezieller, z. B. multiresistenter oder hochinfektiöser Erreger dient die Desinfektion der Eindämmung und Verhütung der Weiterverbreitung neben den routinemäßig durchgeführten Maßnahmen.

5.2.4 Einteilung nach Risikobereichen

Der Umfang der erforderlichen Reinigungs- und Desinfektionsmaßnahmen wird bestimmt durch
- die Wahrscheinlichkeit des direkten Kontakts,
- die mögliche Kontamination mit Krankheitserregern und
- den Grad der klinisch relevanten Immunsuppression der Patienten.

Darüber hinaus müssen die Flächen hinsichtlich ihres Risikos der Übertragung von Krankheitserregern beurteilt werden. Das Risiko patientennaher Flächen und von Flächen, auf denen aseptische Arbeiten durchgeführt werden (z. B. Anrichten von Medikamenten, Verpackung von Operationsinstrumenten), ist vorrangig.

Beispiele sind:
- Liege, Stuhl und Zubehör
- Sanitärbereich für Patienten

- Medizinische Geräte
- Inkubatoren
- Arbeitsflächen im Stationszimmer für die Zubereitung von z. B. Infusionslösungen
- Türgriffe
- Tastaturen

Auf Flächen ohne häufigen Hand- oder Hautkontakt kann auf eine routinemäßige Desinfektion verzichtet werden.

Beispiele hierfür sind:
- Fußböden (z. B. Eingangsflur)
- Wände (außerhalb des direkten Kontaktbereichs)
- Lüftungsauslässe
- Lampen
- Heizkörper

5.2.5 Einrichtungsgegenstände im Behandlungsbereich

Oberflächen von medizinisch-technischen Geräten und Einrichtungsgegenständen in Bereichen der Patientenversorgung müssen folgende Eigenschaften haben:
- Glatt
- Abwaschbar
- Leicht zu reinigen
- Leicht zu desinfizieren

Im Falle von Neuanschaffungen ist darauf zu achten, dass die Oberflächen abwaschbar und desinfektionsmittelbeständig sind. So sind u. a. folgende Eigenschaften der Geräte für die Reinigung und Desinfektion von Bedeutung:
- Folientastaturen
- Funktionssteuerung über Fußschalter (Zahnarzt)

- Abnehmbare Kupplungen der Absaugschläuche bzw. abnehmbare Absaugschläuche (Zahnarzt)

Nach der Behandlung jedes Patienten sind Desinfektionsmaßnahmen an durch Kontakt und Aerosol kontaminierten patientennahen Oberflächen erforderlich, z. B. an
- medizinisch-technischen Geräten,
- Einrichtungsgegenständen im Bereich der Patientenversorgung und
- Schläuchen, Kupplungen und Köchern der Absauganlage im Griffbereich (äußere Oberflächen).

Wenn sichtbare Kontaminationen oder besondere Risikosituationen vorliegen, sind gezielte Desinfektionsmaßnahmen notwendig. Diese Regel gilt nicht nur für den Behandlungsbereich, sondern für alle Bereiche der human-/zahnärztlichen Praxis einschließlich der Fußböden.

Darüber hinaus muss eine Flächen-Wischdesinfektion aller Arbeitsflächen am Ende des Tagesprogramms erfolgen.

5.2.6   Röntgenbereich

Kontaminierte Teile der Röntgeneinrichtung müssen nach jedem Patienten desinfiziert werden. Die Desinfektion der enoralen Röntgenfilme nach der Aufnahme muss durchgeführt werden.

5.2.7   Fußböden

Fußböden in Behandlungsräumen sind am Ende des Arbeitstags einer Feuchtreinigung ohne Zusatz von Desinfektionsmitteln zu unterziehen. Gezielte Desinfektionsmaßnahmen sind, wie oben beschrieben, bei sichtbarer Kontamination erforderlich.

5.3 Ansteckende Infektionskrankheiten

Jeder Arbeitgeber hat die Aufgabe, die Gefährdung seiner Mitarbeiter zu beurteilen und das Ergebnis in schriftlicher Form festzuhalten (festgelegt im Arbeitsschutzgesetz). Er muss schriftliche Betriebsanweisungen erstellen und die Arbeitnehmer jährlich über Folgendes unterrichten:
- Umgang mit infektiösem Material
- Gefahren
- Untersuchungen und Impfangebote

Die Mitarbeiter müssen diese Unterrichtungen mit ihrer Unterschrift bestätigen.

Um das Auftreten der o. g. Infektionen zu vermeiden, bestehen die beiden folgenden Möglichkeiten:
- Impfung
- Infektionsprophylaxe

Welche Vorsorgeuntersuchungen sind laut BiostoffV vorgeschrieben?
In den folgenden Bereichen müssen Vorsorgeuntersuchungen je nach Gefährdung im Abstand von ein bis drei Jahren erfolgen:
- Human- und Zahnmedizin: Hepatitis B
- Infektionsstation, Stuhllabor: Hepatitis A
- Pädiatrie: Keuchhusten, Diphtherie, Hepatitis A, Masern, Mumps, Röteln, Varicella-Zoster
- Pathologie (Obduktion, Sektion): Hepatitis D, TBC
- Tuberkuloseabteilung, Pulmonologie: TBC

Wo sind Impfungen anzubieten, falls keine Immunität besteht?
Die Impfkosten müssen vom Arbeitgeber getragen werden. Empfohlene Impfungen (durch die *Ständige Impfkommission* STIKO oder das Sozialministerium des jeweiligen Landes) werden eventuell auf freiwilliger Basis von den Krankenkassen übernommen.

- Human- und Zahnmedizin: Hepatitis B
- Infektionsstation, Stuhllabor: Hepatitis A
- Pädiatrie: Keuchhusten, Diphtherie, Hepatitis A, Masern, Mumps, Röteln, Varicella-Zoster

Welche Möglichkeiten gibt es, sich vor Infektionen zu schützen?

Bei gesunden Menschen treten häufig die Krankheitszeichen nicht auf, obwohl sie infiziert sind. Der Selbstschutz vor häufig vorkommenden Infektionen ist aber dennoch wichtig, da die Praxis zeigt, dass es des Öfteren zu schweren infektiösen Erkrankungen kommen kann. Latente Infektionen, wie sie z. B. beim Trägerstatus bei Hepatitis B, Hepatitis C oder HIV vorliegen, oder die Besiedlung mit antibiotikaresistenten Mikroorganismen können behandelte Patienten gefährden und berufliche Nachteile bis hin zu Tätigkeitsverboten für den Betroffenen haben.

Nachfolgend finden Sie eine Übersicht über die häufigsten Infektionskrankheiten:

Erkrankung	Übertragung
Epidemische Keratokonjunktivitis	Einatmen der Erreger, Schmierinfektion mit infektiösem Augensekret
Hepatitis A	Orale Infektion nach Kontakt mit Stuhl
Hepatitis B Hepatitis C Hepatitis D	Diese erfolgt durch parenterale Übertragung (Blut und Körperflüssigkeiten), wie beispielsweise durch Verletzung mit spitzen oder scharfen Instrumenten wie Kanülen, Skalpellen o. Ä. oder bei Kontakt mit Hautwunden oder Schleimhäuten
Tuberkulose	Einatmen von Mycobacterium tuberculosis o. bovis, Verletzung mit Tb-haltigem Material
Keuchhusten Masern Mumps Röteln Windpocken / Zoster (Diphtherie)	Einatmen der Erreger

Sicherheitsanweisung „Hygiene und Schutz vor Infektionen"

Durch die jeweilige Unterschrift wird bestätigt, dass dem Mitarbeiter die nachstehende Sicherheitsanweisung von Frau / Herrn _____ am _____ bekannt gemacht und erläutert wurde.

Name des Unterzeichnenden	Datum	Unterschrift

1. Zweck

Ziel dieser Sicherheitsanweisung ist es, den Mitarbeitern in Laboren des Gesundheitswesens Hygiene und Infektionsschutz zu verdeutlichen und mit den täglichen Maßnahmen in Verbindung zu bringen, sodass bei der Einhaltung ein effektiver Arbeits- und Gesundheitsschutz für den Mitarbeiter gewährleistet ist.

2. Schutzmaßnahmen und Verhaltensregeln

Persönliche Schutzausrüstung, benutzte Wäsche

Ungeeignete Kleidung und Schmuckstücke dürfen im Laborbereich nicht getragen werden. Die erforderliche persönliche Schutzausrüstung ist vom Arbeitgeber für alle Mitarbeiter zur Verfügung zu stellen. Die Beschäftigten sind verpflichtet, die zur Verfügung gestellte persönliche Schutzausrüstung zu tragen.

Zur persönlichen Schutzausrüstung zählen insbesondere:

- **Schutzkleidung**, wenn Beschäftigte den Einwirkungen von Krankheitserregern ausgesetzt sind. Schutzkleidung ist geeignet, wenn sie die Rumpfvorderseite bedeckt, desinfizierbar ist, keine elektrostatische Aufladung begünstigt und die Brenneigenschaften mindestens Brennklasse S-e nach DIN 66 083 „Kennwerte für das Brennverhalten textiler Erzeugnisse" entsprechen. Sie ist in ausreichender Stückzahl zur Verfügung gestellt, wenn der Wechsel bei Bedarf, mindestens zweimal wöchentlich, möglich ist.
  Für die getragene Schutzkleidung und die übrige Kleidung müssen getrennte Aufbewahrungsmöglichkeiten zur Verfügung stehen (z. B. Haken). Getragene Schutzkleidung ist vor Betreten von Aufenthalts- oder Speiseräumen abzulegen.
  Für Desinfektion, Reinigung und Instandhaltung der Schutzkleidung hat der Arbeitgeber zu sorgen. Benutzte Schutzkleidung und Wäsche sind in ausreichend widerstandsfähigen und dichten Behältern / Säcken zu sammeln (getrennte Erfassung nach Art des Wasch- bzw. Reinigungsverfahrens) und – falls notwendig – so zu transportieren, dass keine Personen den Einwirkungen von Krankheitserregern ausgesetzt werden
- **Medizinische Einmalhandschuhe oder / und flüssigkeitsdichte widerstandsfähige Handschuhe**
- **Hautschutzmittel**
- **Ggf. Gesichts- und Kopfschutz**

Impfungen

Die Beschäftigten sind regelmäßig und insbesondere vor Aufnahme einer Tätigkeit mit Infektionsrisiken über den für sie infrage kommenden Impfschutz zu unterrichten. Die Kosten für die Impfungen trägt der Arbeitgeber.

Nadeln und Kanülen

Bei der Arbeit mit Körperflüssigkeiten, Spritzen, Infusionssystemen und Blutzuckermesseinrichtungen immer Handschuhe tragen. Offene Spritzen- und Infusionsbestecke nur auf dafür geeigneten Tabletts transportieren. Benutzte Nadeln, Kanülen, Lanzetten, Skalpelle etc. direkt in die dafür vorgesehenen Behältnisse entsorgen. Niemals die Kappe wieder auf eine benutzte Nadel stecken! Die Abwurfbehältnisse fest verschlossen entsorgen. Bei Nadelstichverletzungen Wunde bluten lassen, desinfizieren und Verletzung unverzüglich melden (Unfallambulanz oder / und Betriebsarzt)!

Persönlicher Schutz durch Desinfektion

Die Mitarbeiter reinigen und desinfizieren sich ihre Hände und Unterarme vor und nach dem Kontakt mit Patienten mit den zur Verfügung stehenden Mitteln (s. Aushänge).

Hautschutz wird entsprechend dem Hautschutzplan in der Regel einmal täglich angewendet – Hautschutz vor der Arbeit, Hautpflege nach der Arbeit.

Bei Hautreizungen im Zuge der Anwendung von Desinfektions- und Pflegemitteln muss der Einsatz eines anderen Mittels durch den Vorgesetzten erwogen werden. Der Wechsel ist mindestens mit dem Betriebsarzt abzustimmen.

Übertragbare Krankheiten

Im Arbeitsbereich aufgetretene übertragbare Krankheiten bei Beschäftigten sind unverzüglich der Hygienefachkraft und dem Betriebsarzt mitzuteilen (Achtung! Betriebsinterne Regelung beim Umgang mit aufgetretenen Infektionen beachten!).

Bereits bei dem Verdacht auf eine übertragbare Krankheit ist der Kontakt zum Erkrankten durch organisatorische und hygienische Maßnahmen zu beschränken.

- Bei Verletzungen sofortiges Reinigen der Wunden, Spülen und Betupfen mit alkoholischem Desinfektionsmittel, allgemeine Wundversorgung
- Bei Kontamination der Schleimhäute sofort intensives Spülen mit physiologischer Kochsalzlösung
- Sofortige Blutentnahme für HIV-Antikörper-Bestimmung beim Verletzten
- Information des Betriebsarztes
- Kontrolltest nach zwei, vier und sechs Monaten

Umgang mit Arzneimitteln und medizinischen Hilfsstoffen

Den Mitarbeitern werden durch den Arbeitgeber Anweisungen zum gefahrlosen Umgang mit Arzneimitteln, Hilfsstoffen der Medizin und Desinfektion gegeben. Um allergischen Reaktionen vorzubeugen, ist der Hautkontakt mit Medikamenten möglichst zu vermeiden.

Benutzung von Spritzen und Ampullen

Bei der Arbeit mit scharfen, invasiven Hilfsmitteln, wie z. B. Spritzen, Infusionssystemen und Blutzuckermesseinrichtungen, immer Handschuhe tragen, da bei diesen Tätigkeiten eine ständige Infektionsgefahr besteht.

Offene Spritzen- und Infusionsbestecke nur auf dafür geeigneten Tabletts transportieren.

Vermeidung von Verletzungen durch benutzte Spritzen, indem diese direkt in dafür vorgesehene Behältnisse entsorgt werden. Die Behältnisse sind verschlossen zu entsorgen.

Behandlung von Wunden

Bei der Behandlung von Wunden immer Handschuhe tragen. Bei Blutkontakt sofort die Haut desinfizieren. Eigene Verletzungen oder Wunden während der Arbeitszeit stets abdecken.

Reinigen und Desinfizieren von Infektionsbereichen

Bei der Desinfektion sind flüssigkeitsdichte Handschuhe und Schutzbekleidung zu tragen.

Bei der Flächenreinigung und -desinfektion feucht wischen. Beachtung der Herstellerangaben zu Konzentration und Einwirkzeiten der einzelnen Mittel.

Umgang mit medizintechnischem Gerät

Die Mitarbeiter werden über die Handhabung von eingesetztem medizintechnischem Gerät durch einen Sachkundigen unterwiesen. Betriebsanleitungen sind dem Gerät beigelegt. Die Vorgesetzten halten weitere Betriebsanleitungen vor.

Bei speziellen medizintechnischen Geräten liegt es in der Verantwortung der Vorgesetzten, aufbauend auf der vorhandenen Betriebsanleitung durch einen Kundigen eine Betriebsanweisung nach den Regeln „Sicherheit durch Betriebsanweisungen" der BGW zu erstellen.

Bei Ausfall eines Geräts oder Hilfsmittels ist dieses zu dokumentieren und an den Vorgesetzten zu melden. Der Vorgesetzte entscheidet in Absprache mit dem zuständigen Vorgesetzten und dem Team über das weitere Vorgehen.

Der Vorgesetzte hat die regelmäßigen Prüfungen und Wartungen zu gewährleisten und in den Betriebsanleitungen der Geräte zu dokumentieren.

5.4 Aufbereitung und sachgerechter Umgang mit Medizinprodukten

In der Medizinproduktebetreiberverordnung (MPBetreibV) in der Fassung vom 31.10.2006 wird bezüglich der Aufbereitung von Medizinprodukten in § 4 Folgendes ausgeführt: „Die Aufbereitung von bestimmungsgemäß keimarm oder steril zur Anwendung kommenden Medizinprodukten ist unter Berücksichtigung der Angaben des Herstellers mit geeigneten validierten Verfahren so durchzuführen, dass der Erfolg dieser Verfahren nachvollziehbar gewährleistet ist und die Sicherheit und Gesundheit von Patienten, Anwendern oder Dritten nicht gefährdet wird. Dies gilt auch für Medizinprodukte, die vor der erstmaligen Anwendung desinfiziert oder sterilisiert werden. Eine ordnungsgemäße Aufbereitung nach Satz 1 wird vermutet, wenn die gemeinsame Empfehlung der Kommission für Krankenhaushygiene und Infektionsprävention am Robert-Koch-Institut (RKI) und des Bundesinstituts für Arzneimittel und Medizinprodukte zu den Anforderungen an die Hygiene bei der Aufbereitung von Medizinprodukten beachtet wird."

Die genannte Empfehlung des RKI bekommt in Verbindung mit den zitierten Ausführungen der MPBetreibV eine höchste Bedeutung für die Aufbereitung von Medizinprodukten in Einrichtungen des Gesundheitswesens.

Darüber hinaus wird festgelegt, dass die Aufbereitung unter Berücksichtigung der Angaben des Herstellers durchgeführt wird und das angewendete Verfahren validiert sein muss.

Laut § 4 MPBetreibV sind die Reinigung, Desinfektion und Sterilisation von Medizinprodukten mit geeigneten, validierten Verfahren so durchzuführen, dass der Erfolg dieser Verfahren nachvollziehbar gewährleistet ist und die Sicherheit von Patienten, Anwendern und Dritten nicht gefährdet wird.

Sterilisationsverfahren sind für rückstandsfrei gereinigte und trockene Medizinprodukte vollständig validierbar. Einen externen Dienstleister in Anspruch zu nehmen, ist hier empfehlenswert.

Bei der Reinigung und Desinfektion sind speziell maschinelle Verfahren validierbar und daher der manuellen Aufbereitung vorzuziehen.

Manuelle Reinigungs- und Desinfektionsverfahren müssen stets nach dokumentierten Standardarbeitsanweisungen und mit auf Wirksamkeit geprüften, auf das Medizinprodukt abgestimmten (d. h. geeigneten und materialverträglichen) Mitteln und Verfahren durchgeführt werden.

In dem genannten Dokument des RKI „Anforderungen an die Hygiene bei der Aufbereitung von Medizinprodukten" werden die Schritte der Aufbereitung benannt:

1. das sachgerechte Vorbereiten (einschließlich der Vorreinigung),
2. die Reinigung / Desinfektion, Spülung und Trocknung,
3. die Prüfung auf Sauberkeit und Unversehrtheit und die Identifikation (z. B. bei zahlenmäßiger Begrenzung der Aufbereitungsvorgänge eines Instruments),
4. die Pflege und Instandsetzung,
5. die Funktionsprüfung und, je nach Erfordernis,
6. die Kennzeichnung sowie
7. das Verpacken und die Sterilisation.

Für jedes Medizinprodukt, ggf. für die Produktgruppe, ist eine Risikoprüfung vorzunehmen. Die Risikoprüfung hat zum Ziel, dass die Medizinprodukte gemäß ihren Eigenschaften und dem geplanten Einsatz sachgerecht aufbereitet werden.

Hinsichtlich der Art der folgenden Anwendung und dem sich daraus ableitenden Risiko können Medizinprodukte eingestuft werden in:

- **Unkritische Medizinprodukte**
  Medizinprodukte, die lediglich mit intakter Haut in Berührung kommen

- **Semikritische Medizinprodukte**
  Medizinprodukte, die mit Schleimhaut oder krankhaft veränderter Haut in Berührung kommen

- **Kritische Medizinprodukte**
  Medizinprodukte zur Anwendung von Blut, Blutprodukten und anderen sterilen Arzneimitteln und Medizinprodukten, die die Haut oder Schleimhaut durchdringen und dabei in Kontakt mit Blut, inneren Geweben oder Organen kommen, einschließlich Wunden

Da konstruktive und materialtechnische Details der Medizinprodukte zu erhöhten Anforderungen in der Aufbereitung führen können, wird die o. g. Einteilung präzisiert.

Semikritische und kritische Medizinprodukte werden weiter eingeteilt in solche
- ohne besondere Anforderungen (Gruppe A) oder
- mit erhöhten Anforderungen (Gruppe B)
an die Aufbereitung.

Bei kritischen Medizinprodukten werden zusätzlich solche abgegrenzt mit
- besonders hohen Anforderungen (Gruppe C) an die Aufbereitung.

Hier handelt es sich um thermolabile Medizinprodukte, die nicht dampfsterilisierbar sind. Das Qualitätsmanagementsystem für die Aufbereitung von Medizinprodukten mit besonders hohen Anforderungen an die Aufbereitung (Kritisch C) soll durch eine akkreditierte Stelle nach DIN EN 13485 bzw. 13488 zertifiziert sein. Für kleine Gesundheitseinrichtungen würde eine solche Zertifizierung einen überproportional hohen Aufwand bedeuten. In solchen Einrichtungen ist zu erwägen, bei den Medizinprodukten der Stufe Kritisch C auf Einmalprodukte zurückzugreifen oder mit der Aufbereitung ein zertifiziertes Unternehmen zu beauftragen.

Bei Zweifeln ist das Medizinprodukt der höheren Risikostufe zuzuordnen (s. RKI „Anforderungen an die Hygiene bei der Aufbereitung von Medizinprodukten", Tabelle 1, S. 1117). Es folgt eine Einstufung, ob, wie oft, mit welchen Verfahren und unter welchen strukturellen und personellen Bedingungen eine Aufbereitung durchgeführt werden soll.

Anhand des folgenden Formblatts können Sie die Einstufung der Medizinprodukte in Ihrer Praxis einfach selbst vornehmen:

Erfassung und Risikoeinstufung der Medizinprodukte

Medizinprodukte	Unkritisch	Semikritisch A	Semikritisch B	Kritisch A	Kritisch B

Gemäß der Risikoeinstufung müssen die einzelnen Arbeitsschritte der Aufbereitung und die erforderlichen Prüfungen in Arbeitsanweisungen festgelegt sowie auch dokumentiert werden. Arbeitsanweisungen für Medizinprodukte höherer Risikoeinstufung sollten ausführlicher sein als die niedrigerer Risikoeinstufung.

Die Aufbereitung endet mit der dokumentierten Freigabe des Medizinprodukts zur Anwendung. Es sei auch auf die Notwendigkeit eines etablierten Qualitätsmanagements hingewiesen, um die bewährten Verfahren der Aufbereitung stets in gleichbleibend hoher und nachweisbarer Qualität zu gewährleisten.

In diesem Rahmen ist vor Beginn der Aufbereitung von Medizinprodukten schriftlich festzulegen, wer die Befugnisse und Verantwortlichkeiten zur Ausübung der einzelnen Schritte der Aufbereitung besitzt.

Abhängig von der Einstufung der Medizinprodukte und den daraus resultierenden Aufbereitungtätigkeiten genügen entweder Grundkenntnisse, die im Zuge der medizinischen Ausbildung erworben wurden, oder es müssen spezifische fachliche Weiterbildungen absolviert werden:

Einstufung der Medizinprodukte	Anforderungen an die Sachkunde
Unkritisch	Ausbildung als Arzthelferin bzw. medizinische Fachangestellte
Semikritisch A	Zusätzlich Nachweis von Kenntnissen z. B. durch Hersteller, Lieferant, ggf. intern
Semikritisch B	Sachkundenachweis, ca. 20 Std. Fachweiterbildung Endoskopie
Kritisch A	Sachkundenachweis, ca. 20 Std.
Kritisch B	Sachkundenachweis, ca. 40 Std., z. B. DGSV-Kurs; je nach OP-Spektrum auch bis zu 160 Std.

5.4.1 Reinigung und Desinfektion von Medizinprodukten

Unmittelbar nach ihrer Anwendung befinden sich auf Instrumenten und anderen Medizinprodukten häufig starke Verschmutzungen. Das Eintrocknen und Verkrusten solcher Auflagerungen, insbesondere in Hohlräumen der Instrumente, ist zu vermeiden. Die spätere Einwirkung aldehydischer Desinfektionsmittel kann zu einer Fixierung von Eiweißresten führen, die in Kanälen nur schwer entfernbar sind. Biofilme können sich bilden. Unmittelbar nach der Durchführung der diagnostischen oder therapeutischen Maßnahme empfiehlt sich daher eine Grobreinigung. Kanäle sollten dabei durchgespült werden.

Danach erfolgt die weitere Aufbereitung auf der unreinen Seite des Aufbereitungsraums.

Eventuell muss bei Einsatz eines Reinigungs- und Desinfektionsgeräts eine Vorreinigung erfolgen, um grobe Schmutzanhaftungen an schwer zugänglichen Stellen zu entfernen.

Die maschinelle Reinigung und Desinfektion sind dem manuellen Vorgehen in ihrer Effektivität überlegen und daher vorzuziehen.

Reinigungs- und Desinfektionsautomaten müssen einem validierten Prozess folgen und die Prozessparameter müssen dokumentiert werden.

Die manuelle Reinigung und Desinfektion müssen nach detaillierten Arbeitsanweisungen erfolgen, deren Einhaltung dokumentiert wird. Die Hersteller der Instrumente und Medizingeräte müssen Angaben über die Reinigung ihrer Produkte machen. Falls nicht in der vorliegenden Dokumentation enthalten, sollte die Anleitung zur Aufbereitung vom Hersteller angefordert werden.

Natürlich müssen auch bei der manuellen Reinigung und Desinfektion die Konzentration und Einwirkzeit der verwendeten Substanzen eingehalten werden. Die Desinfektionslösungen sind nach Herstellerangaben oder bei sichtbarer Verschmutzung zu wechseln.

Alternativ zur manuellen Reinigung empfiehlt sich der Einsatz eines Ultraschallreinigungsgeräts, wenn dies die Materialbeschaffenheit der aufzubereitenden Medizinprodukte erlaubt. Zu beachten ist dabei:

- Zusatz eines kombinierten Reinigungs- und Desinfektionsmittels aus der VAH-Liste
- Konzentration, Temperatur und Beschallungszeit gemäß Herstellerangabe
- Wechsel der Flüssigkeit des Ultraschallbads nach Angaben des Herstellers
- Schallschatten vermeiden (z. B. große Teile senkrecht stellen)
- Instrumente mit Gelenken geöffnet einlegen

Nach der Desinfektion erfolgt die Spülung der Instrumente mit geeignetem Wasser, das mikrobiologisch mindestens Trinkwasserqualität hat. Instrumente, die nicht anschließend sterilisiert werden, müssen mit sterilem Wasser gespült werden. In jedem Fall erfordert die abschließende Spülung entmineralisiertes Wasser, um Kristallbildungen auf dem Medizinprodukt zu vermeiden.

Bei der anschließend erforderlichen vollständigen Trocknung der Medizinprodukte wird die Verwendung von Druckluft empfohlen, wenn die Instrumente englumig sind. Eine Rekontamination der Medizinprodukte bei der Trocknung muss ausgeschlossen werden.

Die Effektivität der Reinigung ist zu überprüfen. Zum Einsatz kommen sollten geeignete Reinigungsindikatoren, die mit künstlich angebrachten Proteinanhaftungen die Leistungsfähigkeit der Reinigung überprüfen. Wenn Medizinprodukte aufbereitet werden, bei denen eine visuelle Kontrolle der Reinigungsleistung nicht möglich ist, genügt eine Sichtkontrolle, die unter Zuhilfenahme einer Lichtlupe erfolgt.

Die Pflege und Instandsetzung der Medizinprodukte können zusammen mit der Prüfung auf technisch-funktionale Sicherheit durchgeführt werden. Die einzelnen Schritte sind in Standardarbeitsanweisungen zu beschreiben. Es ist darauf zu achten, dass die verwendeten Pflegemittel den Sterilisationserfolg nicht behindern (Herstellerangaben beachten).

5.4.2 Sterilisation von Medizinprodukten

Vor der Aufnahme des Sterilisationsbetriebs müssen bei den Vakuumautoklaven arbeitstäglich ein Vakuumtest, eine Leercharge und ein Bowie-Dick-Test durchgeführt werden. Nur nach regelrechtem Ablauf dieser Schritte darf mit der Sterilisation der Instrumente begonnen werden. Es muss die Einhaltung der Temperatur und der Haltezeit sichergestellt sein (z. B. 134 °C und fünf Minuten, bei Creutzfeldt-Jacob-Krankheit-(CJK-)Risikomaterial 18 Minuten). Bei der Sterilisierung von CJK-Risikomaterial sind die jeweils aktuellen Empfehlungen zu beachten (s. Anforderungen der Anlage der Richtlinie für Krankenhaushygiene und Infektionsprävention und Veröffentlichungen im Bundesgesundheitsblatt).

Nach der Sterilisation (bei Medizinprodukten der Kategorie Semikritisch ggf. auch schon nach der Reinigung / Desinfektion) erfolgt die schriftliche Freigabe zur Anwendung. Für die Freigabe muss es eine Arbeitsanweisung geben, und die berechtigten Personen sind schriftlich zu benennen.

Die Dokumentation der Aufbereitung umfasst
- die während der Aufbereitung erfassten Messwerte der Prozessparameter (z. B. Ausdruck des Sterilisators oder Speicherung auf SD-Karte),
- die Freigabeentscheidung mit Bezug auf die freigebende Person,
- die eindeutige Benennung der Charge.

Die Dokumentation muss belegen, dass der Aufbereitungsprozess gemäß den Arbeitsanweisungen unter Einhaltung der im Validierungsprotokoll niedergelegten Parameter erfolgt ist.

Darüber hinaus sollte auch die patientenseitige Dokumentation chargenbezogen sein. Von der Chargennummer der am Patienten angewendeten Medizinprodukte sollte eine Rückverfolgbarkeit zum Aufbereitungsprozess der verwendeten Instrumente möglich sein.

5.4.3   Lagerung von sterilisierten Medizinprodukten

Nach der Sterilisation müssen die Medizinprodukte trocken und staub-geschützt gelagert werden.

Die anwendbare Lagerzeit hängt von der Verpackungsart und den Lager-bedingungen ab.

Bodenlagerung ist nicht gestattet. Bei Lagerung in Regalen sollte sich das unterste Regalbrett mindestens 10 cm über dem Boden befinden, damit darunter eine regelrechte Bodenreinigung erfolgen kann. Wenn Sterilgut oder andere Verbrauchsmaterialien im Operationsbereich gelagert werden, dürfen keine Umverpackungen mehr vorhanden sein.

Chargenprotokoll Sterilisation

Chargen-nummer	Datum	Sterilisation erfolgreich?	Chargenindikator in Ordnung?	Freigabe erteilt?	Unterschrift

5.5 Anforderungen bei Operationen und anderen invasiven Eingriffen

Mit Inkrafttreten des Infektionsschutzgesetzes (IfSG) unterliegen auch „Einrichtungen für ambulantes Operieren" der infektionshygienischen Überwachung durch das Gesundheitsamt.

Invasive Eingriffe werden – nach ihrem Ausmaß sowie nach ihrem Gefährdungsgrad – unterteilt in
- Operationen,
- kleine invasive Eingriffe: Wundversorgung, interventionelle Maßnahmen aus dem Bereich der inneren Medizin und Radiologie, kleine Eingriffe an der Körperoberfläche,
- invasive Untersuchungen und vergleichbare Maßnahmen: eingehende klinische Untersuchungen, Sondierungen von natürlichen und nicht natürlichen Körperöffnungen, Injektionen, ausgedehnte Verbandswechsel, Legen bestimmter intravasaler Katheter.

In Abhängigkeit vom Kontaminationsgrad der betroffenen Körperregion werden sie unterteilt in Eingriffe
- in nicht kontaminierter Region (Gr. I),
- in sauber kontaminierter Region (Gr. II),
- in manifest infizierter Region (Gr. IV) sowie Eingriffe bei Patienten, welche mit multiresistenten Erregern (z. B. MRSA, VRE) besiedelt sind.

Ziel aller Hygienemaßnahmen bei invasiven Eingriffen ist gleichermaßen der Schutz der betroffenen Patienten und anderer Patienten sowie der Schutz des Praxispersonals vor nosokomialen bzw. berufsbedingten Infektionen. Zu einem ausreichenden Infektionsschutz tragen betrieblich-organisatorische, funktionell-bauliche und apparativtechnische Präventionsmaßnahmen bei. Deren wechselseitige Gewichtung wird wesentlich durch die medizinische Aufgabenstellung einer Operationsabteilung und die jeweilige örtlichen Bedingungen bestimmt.

Nachfolgend finden Sie eine Checkliste zur Beruteilung Ihrer ambulantoperativen Einrichtung im Hinblick auf die Hygiene:

Checkliste „Beurteilung der Praxishygiene"

Hygieneplan / Desinfektionspläne

- Hygieneplan für die gesamte Einrichtung   ☐ ja ☐ nein
- Jederzeitiger Zugriff für Personal möglich   ☐ ja ☐ nein
- Erstellung durch _____
- Letzte Aktualisierung(en) am _____
- Einweisung des Personals in Inhalte bzw. Handhabung des Hygieneplans   ☐ ja ☐ nein
- Einweisung durch _____

Desinfektionspläne

- An sichtbaren Stellen ausgehängt   ☐ ja ☐ nein
- Erstellung durch _____
- Letzte Aktualisierung(en) am _____
- Einweisung des Personals bzgl. Anwendung der Desinfektionspläne   ☐ ja ☐ nein
- Einweisung durch _____
- Übereinstimmung der angeführten Desinfektionsmittel und -verfahren mit den tatsächlich verwendeten   ☐ ja ☐ nein
- Berücksichtigung der Empfehlungen des RKI bei Erstellung / Aktualisierung   ☐ ja ☐ nein

Desinfektionsmittel

Vorhaltung von Desinfektionsmitteln für:
- Hände   ☐ ja ☐ nein
- Haut   ☐ ja ☐ nein
- Instrumente   ☐ ja ☐ nein
- Flächen   ☐ ja ☐ nein

Auswahl nach / von:
- VAH-Liste   ☐ ja ☐ nein
- RKI-Liste   ☐ ja ☐ nein
- Nicht gelistete Produkte   ☐ ja ☐ nein

Dosierung:

Verfahrensanweisung zur Dosierung unter Berücksichtigung der

- Herstellerangaben ☐ ja ☐ nein
- Automatische Dosierung der Desinfektionsmittel ☐ ja ☐ nein
  - Dezentrale Einzeldosiergeräte ☐ ja ☐ nein
  - Zentrale Dosiergeräte ☐ ja ☐ nein
  - Gerätekontrolle (Dosierung / techn. Funktions-
    tüchtigkeit) ☐ ja ☐ nein
- Prüfprotokolle eingesehen ☐ ja ☐ nein
- Prüfstelle: Privatlabor ☐ ja ☐ nein
    Hygieneinstitut (öffentlich)
    (Name / Anschrift / Tel. / Fax) ☐ ja ☐ nein

_____

_____

_____

Manuelle Dosierung der Desinfektionsmittel ☐ ja ☐ nein
- Dosierhilfen (Beutel, Dosierpumpe) ☐ ja ☐ nein

Durchführung von Desinfektionsmaßnahmen

- Risikoanalyse ☐ ja ☐ nein

OP-Einheit

- Wischdesinfektion (kleinflächige) hygienerelevanter
  Flächen im OP ☐ ja ☐ nein
- Nach jedem operativen Eingriff ☐ ja ☐ nein
- In unregelmäßigen Abständen ☐ ja ☐ nein
- Am Ende des OP-Betriebs ☐ ja ☐ nein
- Alternativ: Einmalauflagen, Einmalartikel bei
  Patientenkontakt ☐ ja ☐ nein

Flächen-/Fußbodendesinfektion

- Regelmäßige / Anlassbezogene Fußbodendesinfektion ☐ ja ☐ nein
  Methode:
  - Ein-Eimer-System ☐ ja ☐ nein
  - Zwei-Eimer-System ☐ ja ☐ nein
  - Wechselbezugverfahren ☐ ja ☐ nein
  - Anderes System _____

- Aufbereitung von Wechselbezügen / Wischtüchern ☐ ja ☐ nein
  - Methode thermische / chemothermische
    Desinfektion ☐ ja ☐ nein
  - Mit Trocknung ☐ ja ☐ nein
  - Ohne Trocknung ☐ ja ☐ nein
- Kontrolle des Desinfektionserfolgs
  (z. B. Abdruckuntersuchungen)? ☐ ja ☐ nein
- Prüfprotokolle vorhanden ☐ ja ☐ nein
- Prüfprotokolle eingesehen ☐ ja ☐ nein
- Hygieneinstitut (öffentlich) ☐ ja ☐ nein
- Prüfstelle: Privatlabor (Name / Anschrift / Tel. / Fax) ☐ ja ☐ nein

_____

_____

_____

Reinigung / Desinfektion von Instrumenten / Anästhesiezubehör

☐ Eigene Aufbereitung
☐ Externe Aufbereitung

Externer Betrieb (Name / Anschrift / Tel. / Fax):

_____

_____

_____

– Zertifiziert ☐ ja ☐ nein
– Zertifikat eingesehen ☐ ja ☐ nein

Bei eigener Aufbereitung

Aufbereitung automatisch (RDG) ☐ ja ☐ nein
– validiert ☐ ja ☐ nein

Aufbereitung manuell ☐ ja ☐ nein
– nur Vorreinigung ☐ ja ☐ nein
– Komplettreinigung / Desinfektion ☐ ja ☐ nein

Bei automatischer Reinigung / Desinfektion

- Verfahrensanweisung zu den Desinfektions-
  programmen für definierte Beladung   ☐ ja   ☐ nein
- Vorliegen validierter Herstellerangaben für
  maschinelle Reinigung   ☐ ja   ☐ nein
- Wartungsprotokolle der Automaten   ☐ ja   ☐ nein
- Wirksamkeitskontrollen   ☐ ja   ☐ nein
  - RDG – Inprozesskontrollen   ☐ ja   ☐ nein
  - Prüfung mit Thermologger   ☐ ja   ☐ nein
  - o Intervalle:
    - ☐ $1/2$-jährlich
    - ☐ jährlich
    - ☐ sonst. Intervall _____
- Prüfung mit Bioindikatoren nach RKI   ☐ ja   ☐ nein
  - o Intervalle:
    - ☐ $1/2$-jährlich
    - ☐ jährlich
    - ☐ sonst. Intervall _____
- Prüfprotokolle vorhanden   ☐ ja   ☐ nein
- Eingesehen   ☐ ja   ☐ nein
- Prüfstelle Privatlabor   ☐ ja   ☐ nein
- Hygieneinstitut (öffentl.)   ☐ ja   ☐ nein

Name / Anschrift / Tel. / Fax

_____

_____

_____

Bei manueller Reinigung / Desinfektion

- Reinigungsmittel
  - ☐ PH-neutral
  - ☐ Alkalisch

- Desinfektionsmittel
  - ☐ VAH-gelistet
  - ☐ RKI-gelistet
  - ☐ Sonstige _____

- Aufbereitungsschritte in Hygiene-/Desinfektions-
  plänen festgelegt ☐ ja ☐ nein
- Festlegungen jederzeit zugänglich ☐ ja ☐ nein

- Ultraschallgerät ☐ ja ☐ nein
  - Verfahrensanweisung ☐ ja ☐ nein
  - Dosieranweisung ☐ ja ☐ nein
  - Wartungsinterwalle, Reinigungsplan ☐ ja ☐ nein

5.6 Hände- und Hautdesinfektion

Häufiges intensives und grobes Reinigen der Hände mit Wasser entzieht der Haut die schützenden Lipide und beeinträchtigt ihre natürliche Schutzfunktion. Um die Hände nicht unnötig zu strapazieren, sollten zunächst starke Verschmutzungen vermieden werden, z. B. durch das Tragen von Handschuhen. Weiterhin sollten die Hände so sanft wie möglich gereinigt werden.

Hier gilt, dass die Reinigung die gerade noch ihren Zweck erfüllt, die beste ist:
- Leichte bis mittlere Verschmutzungen ➜ flüssige, milde Reinigungsmittel (Syndets)
- Starke und fest haftende Verschmutzungen ➜ Reinigungsmittel, die Reibemittel enthalten
- Verschmutzungen durch Farben, Lacke, Kleber, Harze ➜ Reinigungsmittel, die spezielle Lösemittel enthalten
- Stärkste Verschmutzungen ➜ Reinigungsmittel, die Reibemittel und spezielle Lösemittel enthalten

Sandhaltige Handwaschpasten und konzentrierte Lösungsmittel, wie Kaltreiniger, Benzin und Nitroverdünnung, sollten nicht zur Handreinigung verwendet werden. Dadurch wird die Haut zwar sauber, aber auch geschädigt. Die entstandenen Hautschäden lassen sich unter Umständen auch nachträglich nicht mehr mit Pflegemitteln beseitigen.

Zur Reinigung der Hände wird die Waschlotion aus dem Wandspender mit wenig Wasser auf den Händen aufgeschäumt und anschließend mit lauwarmem Wasser gut abgespült. Nach jedem Waschvorgang werden die Hände gut abgetrocknet, dabei sind die Fingerzwischenräume besonders wichtig. Nach jedem Waschen sollten die Hände eingecremt werden.

Folgende Hinweise helfen bei der Auswahl geeigneter Produkte:
- Die waschaktiven Substanzen sollten vorzugsweise aus Zuckertensiden, Betainderivaten oder Sulfosuccinaten bestehen. Bevorzugt verwendet

werden sollten milde, hautneutrale (pH-Wert 5,5) Waschlotionen (Syndets).

- Um allergischen Reaktionen vorzubeugen, sollten die Waschlotionen unparfümiert sein.
- Aus hygienischen Gründen sind nur Waschlotionen in Spendern erlaubt. Die Verwendung von Stückseife ist nicht zulässig.
- Stoffhandtücher für den mehrmaligen Gebrauch sind nicht erlaubt.
- Bei Einmalhandtüchern ist darauf zu achten, dass sie weich und hautfreundlich sind.

Besonders Tätigkeiten im Gesundheitswesen weisen ein Infektionsrisiko auf. Dabei gehören Hände zu den bedeutendsten Infektionsüberträgern. Ziel der Händedesinfektion ist es zu verhindern, dass gefährliche, möglicherweise multiresistente Erreger verbreitet werden. Neben Patienten und Mitarbeitern schützt die Händedesinfektion auch einen selbst vor Infektionen – und das auf hautschonende Weise.

Bei Hygienemaßnahmen zur Vermeidung von Infektionsübertragungen sollte grundsätzlich eine hautschonende, hygienische Händedesinfektion durchgeführt werden. Unnötiges Händewaschen ist also zu vermeiden.

Sofern die Hände nicht verschmutzt sind, ist bei Arbeiten mit Infektionsgefahr die Händedesinfektion die Hygienemaßnahme der ersten Wahl. Sie ist wirksamer als das Waschen und belastet die Haut bei richtiger Anwendung in vergleichsweise geringem Maß. Desinfektionsmittel trocknen schnell ab und verursachen keine Allergien. Zugesetzte Rückfetter verhindern eine übermäßige Austrocknung und glätten die Hautoberfläche. Händedesinfektionsmittel sind dadurch überwiegend sehr gut hautverträglich.

Eine Händedesinfektion ist immer dann erforderlich, wenn die Hände möglicherweise mit Infektionserregern kontaminiert wurden oder wenn Keime bei einer Tätigkeit über die Hände in den Körper gelangen könnten.

Die richtige Vorgehensweise bei der Desinfektion ist auch hier wichtig:

- Das Desinfektionsmittel auf die trockenen Hände aufgetragen, da Feuchtigkeit die desinfizierende Wirkung vermindert.
- Drei bis fünf Milliliter Händedesinfektionsmittel sind ausreichend.
- Das Mittel wird 30 Sekunden lang gründlich in die Hände eingerieben, bis diese wieder trocken sind.
- Besonderes Augenmerk gilt auch hier den Problemstellen wie Fingerzwischenräumen, Fingerkuppen, Nagelfalzen, Daumen und Handgelenken.

Zeigen sich Unverträglichkeitsreaktionen auf ein Händedesinfektionsmittel, wird zunächst die korrekte Anwendung geprüft und ggf. ein anderes Präparat ausprobiert. Bei fortbestehenden Beschwerden sollte jedoch unbedingt eine Konsultation beim Betriebsarzt erfolgen.

Die Auswahl geeigneter Produkte findet anhand folgender Kriterien statt:

- Die Händedesinfektion erfolgt mit einem alkoholischen Einreibepräparat, das VAH-gelistet ist.
- Das Händedesinfektionsmittel sollte möglichst in Spendern und nah am jeweiligen Arbeitsplatz zur Verfügung stehen.
- Bei der Auswahl der Produkte sind solche zu bevorzugen, die frei von sensibilisierenden Zusatzstoffen sind (z. B. Duft- oder Farbstoffe).

Aushang Hygienische Händedesinfektion

Eine der wichtigsten Maßnahmen, um Infektionen vorzubeugen, ist die sachgerechte Durchführung der hygienischen Händedesinfektion!

Zweck:
1. zum Schutz vor Infektionen
2. zum Schutz des Patienten
3. aufgrund von Rechtsvorschriften und Richtlinien

Zeitpunkt:
- bei Arbeitsbeginn
- vor invasiven Eingriffen
- vor Injektionen, Verbandswechseln, Blutentnahme
- vor und nach Kontakt mit dem Bereich der Eintrittsstellen von Kathetern, Dränagen
- vor Kontakt mit Patienten, die in besonderem Maße vor Infektionen geschützt werden müssen
- nach Kontakt mit Patienten, von denen Infektionen ausgehen können
- vor dem Richten von Sterilmaterialien und vor dem Öffnen von Sterilgut
- vor dem Herrichten von Medikamenten
- nach Kontakt mit Blut, Sekreten oder Exkreten
- nach Kontakt mit kontaminierten Flächen oder Gegenständen
- nach Reinigungsarbeiten
- vor und nach Arbeitspausen

Präparate:
Zur hygienischen Händedesinfektion sind Mittel auf Wirkstoffbasis von Alkoholen zu verwenden, die den Standardzulassungen gem. § 36 des Arzneimittelgesetzes entsprechen, vorzugsweise sind Mittel aus der Liste der Desinfektionsmittel-Kommission des VAH (Verbund für Angewandte Hygiene) zu verwenden. Die verwendeten Händedesinfektionsmittel sind im „Desinfektionsplan" einsehbar.

Durchführung:
Die Entnahme ist ohne Handkontakt zu gewährleisten. Nach tatsächlicher, wahrscheinlicher oder möglicher Kontamination der Hände gilt folgende Reihenfolge:
- 3 bis 5 ml eines alkoholischen Händedesinfektionsmittels 30 sec in die trockenen Hände einreiben unter Berücksichtigung der Innen- und Außenflächen einschließlich Handgelenke, Fingerzwischenräumen, Fingerspitzen, Nagelfalze und Daumen
- Hände für die Dauer der Einwirkungszeit feucht halten

Hautschutz:
Zum Schutz der Haut sollten die Hände mit Hautschutzlotion (siehe Aushang „Hautschutzplan") behandelt werden.

Hautschutzplan und Händedesinfektion

Praxis: _____

WAS	WANN	WOMIT	WIE	WER
Hautschutz beim Tragen von flüssigkeitsdichten Handschuhen (z. B. aus Latex, Nitril)	vor dem Anziehen der Handschuhe Unterhandschuhe aus Baumwolle sind empfohlen	Hautschutzcreme Präparat:	einreiben	
Hautschutz beim Umgang mit wechselnden Gefahrstoffen	vor Beginn des Arbeitsvorgangs	Hautschutzcreme Präparat:	einreiben	
Händedesinfektion	nach Beendigung der Tätigkeiten mit biologischen Arbeitsstoffen und grundsätzlich vor Verlassen des Labors	Präparat: Dosierung: Einwirkzeit:	einreiben	
Hautreinigung	nach Hände- desinfektion	Flüssigseife Präparat: Dosierung: Einwirkzeit:	waschen	
Hautpflege	nach Hände- desinfektion und -reinigung	Handpflegelotion Präparat: Dosierung:	einreiben	

Stand: _____ Unterschrift: _____

5.7 Abfallentsorgung

Als Mitteilung der Länderarbeitsgemeinschaft Abfall (LAGA) Nr. 18 wurde die neue „Richtlinie über die ordnungsgemäße Entsorgung von Abfällen aus Einrichtungen des Gesundheitsdienstes" (Stand Januar 2002) veröffentlicht. Sie löst das „Merkblatt über die Vermeidung und die Entsorgung von Abfällen aus öffentlichen und privaten Einrichtungen des Gesundheitsdienstes (Stand Mai 1991)" ab. Die Richtlinie gibt praktische Ratschläge für die Entsorgung von Abfällen aus allen Einrichtungen des Gesundheitsdienstes (humanmedizinische und tierärztliche Versorgung) und der Forschung.

Gemäß den Vorgaben des Kreislaufwirtschafts- und Abfallgesetzes haben die Abfallvermeidung und die Abfallverwertung Vorrang vor der sonstigen Entsorgung. Die Möglichkeiten hierzu sind daher auch in den Einrichtungen des Gesundheitswesens auszuschöpfen. Zusätzlich ergeben sich gegenüber anderen abfallerzeugenden Betrieben weitere Anforderungen an den Umgang mit Abfällen in diesen Einrichtungen, da

- aufgrund der Zusammensetzung bestimmter Abfälle (z. B. verletzungsträchtiges Material, pathogene Erreger etc.) Sicherheitsvorkehrungen insbesondere für das mit der Entsorgung betraute Personal zu treffen sind und
- aus abfallwirtschaftlicher und umwelthygienischer Sicht zu gewährleisten ist, dass verwertbare Stoffe getrennt erfasst und behandelt werden können.

Im § 17 KrW-/AbfG ist die Möglichkeit eröffnet, dass sich Einrichtungen des Gesundheitsdienstes als Branche zu einem Verband zusammenschließen und diesem Verband die Erledigung der Abfallentsorgung übertragen.

Innerbetriebliche Anforderungen

Innerhalb der Praxis sind die Abfälle für eine ordnungsgemäße Entsorgung vorzubereiten. Hierzu gehören:

- Getrennte Erfassung der Abfälle am Entstehungsort
- Sammeln und Transportieren zu zentralen innerbetrieblichen Sammelstellen (Lager- und Übergabestellen)

- Mögliche Vorbehandlung (falls zulässig) und Bereitstellung für die Entsorgung

Die Abfälle müssen dabei in geeigneten Behältnissen (reißfest, stichfest, flüssigkeitsdicht usw.) gesammelt und sicher vor unbefugtem Zugriff transportiert und gelagert werden.

– Erfassung

Grundlage einer ordnungsgemäßen Entsorgung ist die möglichst vollständige Erfassung aller entstehenden Abfälle. Bestimmte Abfälle sind grundsätzlich getrennt zu erfassen und zu entsorgen. Für die getrennte Erfassung der Abfälle sind die organisatorischen und logistischen Voraussetzungen zu schaffen.

– Sammlung und Transport

Die Abfälle sollen jeweils am Entstehungsort gesammelt und zum Transport bereitgestellt werden. Dabei ist auf hygienisch einwandfreies Arbeiten zu achten, d. h. auf das Vermeiden äußerer Kontaminationen.

Die Sammelbehältnisse müssen den Entsorgungsanforderungen entsprechen (transportfest, feuchtigkeitsbeständig und fest verschließbar). Weiterhin müssen die Behältnisse entsprechend den abfall- und gefahrstoffrechtlichen Vorgaben gekennzeichnet sein.

Besonders ist darauf zu achten, dass beim innerbetrieblichen Transport aus den Behältnissen keine Abfälle austreten. Ein Öffnen von Behältnissen und Umfüllen von Abfällen sowie eine Sortierung von Abfällen ist nicht zulässig für Abfälle der Abfallschlüssel:

- 18 01 01   Spitze oder scharfe Gegenstände (außer 18 01 03*)
- 18 01 02   Körperteile und Organe einschließlich Blutbeutel und Blutkonserven (außer 18 01 03*)
- 18 01 03*   Andere Abfälle, an deren Sammlung und Entsorgung aus infektionspräventiver Sicht besondere Anforderungen gestellt werden
- 18 01 04   Abfälle, an deren Sammlung und Entsorgung aus infektionspräventiver Sicht keine besonderen Anforderungen

gestellt werden (z. B. Wund- und Gipsverbände, Wäsche, Einwegkleidung, Windeln)

- 18 01 08*   Zytotoxische und zytostatische Arzneimittel
- 18 02 01   Spitze oder scharfe Gegenstände mit Ausnahme derjenigen, die unter 18 02 02 fallen
- 18 02 02*   Abfälle, an deren Sammlung und Entsorgung aus infektionspräventiver Sicht besondere Anforderungen gestellt werden
- 18 02 03   Abfälle, an deren Sammlung und Entsorgung aus infektionspräventiver Sicht keine besonderen Anforderungen gestellt werden
- 18 02 07*   Zytotoxische und zytostatische Arzneimittel

Besonders sorgfältig sind die Entsorgungswege innerhalb des Betriebs zu planen, da Hygienefragen im Fall des Austretens von Abfällen jederzeit zu berücksichtigen sind. Abwurfschächte sind aus Gründen der Hygiene unzulässig.

Das innerbetriebliche Sammelsystem sollte auf die Entsorgung außerhalb der Praxis abgestimmt sein und die Anforderungen des Entsorgers und die vorgesehenen Verwertungs- oder Beseitigungsverfahren berücksichtigen; wenn eine getrennte Erfassung von Abfällen wirtschaftlich nicht zumutbar ist, können Abfälle einem für Gemische geeigneten Abfallschlüssel des Kapitels 18 zugeordnet werden, soweit sie für die gleiche Entsorgung vorgesehen sind.

– Zentrale Sammelstellen für die Abfälle der Abfallschlüssel 18 01 02, 18 01 03* und 18 02 02*
Bei der Errichtung und dem Betrieb zentraler Sammelstellen einschließlich von Nebeneinrichtungen in räumlicher Nähe ist auf Folgendes zu achten:
- Vermeidung von Staub- und Geruchsbelästigungen
- Möglichkeit der Desinfektion von Oberflächen
- Möglichkeiten zur Händedesinfektion und -reinigung
- Möglichkeit zum Wechsel von Schutzkleidungen

Eine Beeinträchtigung der umgebenden Bereiche wie Küche und Pflege-bereiche ist zu vermeiden (Lage der Sammelstelle).

– Innerbetriebliche Behandlung

Abfallbehandlungseinrichtungen (z. B. zum Desinfizieren, Zerkleinern oder Verdichten) dürfen nur zentral und außerhalb des Patientenbereiches betrieben werden. Das Zerkleinern und / oder Verdichten von Abfällen ist nur unter Beachtung der Arbeitsschutzvorschriften zulässig und sollte in Praxen gar nicht erfolgen. Abfälle der Abfallschlüssel 18 01 03* und 18 02 02* dürfen nur in Desinfektionsanlagen behandelt werden, die vom Robert-Koch-Institut zugelassen sind.

Die Anlieferung der Abfälle und die Beschickung der Anlagen ist nur durch Personal zulässig, das entsprechend unterwiesen wurde. Ein Austritt von flüssigem oder festem Material muss durch das Aufgabesystem und dessen Betrieb verhindert werden. Die Zerkleinerungsanlagen müssen ggf. (z. B. für Reparaturarbeiten) einschließlich Inhalt mit Sattdampf desinfiziert werden können; anerkannte Desinfektionsmittel und -verfahren sind aufgeführt.

An der Planung betriebseigener Abfallbehandlungseinrichtungen sollen in der Regel die zuständigen Beauftragten und Fachkräfte beteiligt werden, wie
- hygienebeauftragter Arzt/Zahnarzt,
- für die Hygiene Zuständige,
- Hygienefachkraft,
- Betriebsbeauftragter für Abfall.

Vor Inbetriebnahme ist die Anlage vom für Hygiene Zuständigen abzuneh-men und in der Folge zu überwachen. Dabei sind auch die Reinigungs- und Desinfektionshäufigkeit festzulegen.

– Gefahrgutrechtliche Hinweise

Die Regelungen des Gefahrgutrechts sind für den Transport der Abfälle zu beachten. Da die Abfälle – auch Abfälle eines Abfallschlüssels – unter-schiedliche gefahrenrelevante Eigenschaften aufweisen können, sind mög-licherweise getrennte Sammelbehältnisse und Verpackungen erforderlich, oder es sind Verbote des gemeinsamen Transports zu beachten.

Sicherheitsanweisung „Umgang mit Abfällen aus dem Gesundheitswesen"

Durch die jeweilige Unterschrift wird bestätigt, dass dem Mitarbeiter die nachstehende Sicherheitsanweisung von Frau / Herrn _____ am _____ bekannt gemacht und erläutert wurde.

Name des Unterzeichnenden	Datum	Unterschrift

1. Zweck

Ziel dieser Sicherheitsanweisung ist die sichere, unfallvermeidende und umweltschonende Entsorgung von Abfällen im Gesundheitswesen.

2. Allgemeines

- Das Thema „Umgang mit Abfall" ist ein wichtiges Thema im Gesundheitswesen. Dies spiegelt sich auch in einer Vielzahl von gesetzlichen Anforderungen und allgemeinen rechtlichen Regeln wider. Hierzu gehören staatliche Gesetze und Verordnungen ebenso wie berufsgenossenschaftliches Recht und zugehörige Sicherheitsregeln.
- Im Gesundheitswesen fallen die unterschiedlichsten Abfälle an. Der Müll eines Krankenhauses setzt sich beispielsweise in etwa folgendermaßen zusammen:
  - 60 % überwiegend hausmüllähnliche Abfälle
  - 30 % krankenhausspezifische Abfälle
  - 7 % schadstoffhaltige Abfälle
  - 3 % infektiöse Abfälle

3. Abfallklassifizierungen

Auch Abfälle aus dem Gesundheitswesen sollten nach den Vorgaben der Abfallverzeichnisverordnung eingestuft werden (s. u.). Besondere Bedeutung für die Praxis haben jedoch folgende Richtlinien:

- „Richtlinie über die ordnungsmäßige Entsorgung von Abfällen aus Einrichtungen des Gesundheitsdienstes" der Länderarbeitsgemeinschaft Abfall (LAGA) aus dem Jahr 2002
- „Richtlinie für die Krankenhaushygiene und Infektionsprävention" des Robert-Koch-Instituts (RKI)

Die Richtlinien unterteilen Abfallarten in verschiedene Kategorien:

Gruppe A

Abfälle, an deren Entsorgung aus infektionspräventiver und umwelthygienischer Sicht keine besonderen Anforderungen zu stellen sind:

- Hausmüll und hausmüllähnliche Abfälle, die nicht bei der unmittelbaren gesundheitsdienstlichen Tätigkeit anfallen, z. B. Zeitschriften, Papier-, Kunststoff- und Glasabfälle
- Desinfizierte Abfälle der Gruppe C
- Verpackungsmaterial und Kartonagen
- Küchen- und Kantinenabfälle

Gruppe B

Abfälle, an deren Entsorgung aus infektionspräventiver Sicht innerhalb von Kliniken bzw. Arztpraxen besondere Anforderungen zu stellen sind, um die Verschleppung und Verbreitung von Erregern zu verhindern. Außerhalb der medizinischen Einrichtung gelten diese Abfälle als seuchenhygienisch unbedenklich. Von ihnen gehen keine größeren Gefahren aus als von üblichem Hausmüll oder hausmüllähnlichen Abfällen:

- Mit Blut, Sekreten und Exkreten behaftete oder gefüllte Abfälle wie Wund- und ggf. Gipsverbände, Stuhl-windeln, Einwegwäsche und -artikel einschließlich Spritzen, Kanülen oder Skalpellen

Gruppe C

Abfälle, an deren Entsorgung aus infektionspräventiver Sicht innerhalb und außerhalb von Einrichtungen des Gesundheitsdienstes besondere Anforderungen zu stellen sind (sog. infektiöse Abfälle):

- Abfälle, die mit Erregern meldepflichtiger Krankheiten behaftet sind und durch die eine Verbreitung der Krankheiten zu befürchten ist (Achtung: Auf das Wort „und" kommt es in diesem Zusammenhang an, denn nicht jeder mit Erregern meldepflichtiger Erkrankungen kontaminierte Abfall führt auch gleichzeitig zu einer Verbreitung einer infektiösen Erkrankung. Wenn beispielsweise eine Zeitung nicht mit Typhuserregern, also z. B. Stuhl, kontaminiert ist, ist diese Zeitung kein infektiöser Abfall!)
- Mikrobiologische Kulturen
  Bei Abfällen der Gruppe C handelt es sich um infektiöse, ansteckungsgefährliche Abfälle. Abfälle dieser Grup-pe sind besonders überwachungsbedürftige Abfälle nach der Abfallverzeichnisverordnung (AVV).

Umgang mit solchen Abfällen ist Gegenstand unterschiedlicher Gesetze und Verordnungen. Zu berücksichtigen sind besondere Lagerungs-, Verpackungs- und Transportvorschriften. Vor allem die Transportvorschriften der Gefahrgutverordnung Straße seien hier erwähnt.

Werden Abfälle der Gruppe C mit vom RKI geprüften und zugelassenen Verfahren thermisch desinfiziert, dürfen die so behandelten Abfälle der Gruppe A zugeordnet werden.

Gruppe D

Abfälle, an deren Entsorgung aus umwelthygienischer Sicht besondere Anforderungen zu stellen sind. Hierbei handelt es sich fast vollständig um Abfälle, die besonderen Abfallbestimmungen unterliegen. Diese Abfälle dür-fen nicht mit Hausmüll vermischt werden oder in die Umwelt gelangen. Diese Abfälle müssen nach Stoffgrup-pen getrennt gesammelt werden:

- Mineralische Abfälle (Glas, Keramik, aber auch Filtermassen wie Aktivkohle) mit umweltschädlichen Verun-reinigungen
- Abfälle aus der Zubereitung pharmazeutischer Erzeugnisse (einschließlich Zytostatika)
- Desinfektionsmittel
- Bestimmte Labor- und Chemikalienabfälle (z. B. anorganische Säuren, Laugen, halogenierte Lösemittel, Ben-zol, Toluol, Xylol)
- Abfälle aus Röntgenlabors wie Fixier- und Entwicklerbäder
- Nicht-Eisen (NE) – metallhaltige Abfälle (NiCd-Akkus, quecksilberhaltige Batterien und Leuchtstoffröhren)
- Altmedikamente

Gruppe E

Abfälle, an deren Entsorgung nur aus ethischer Sicht zusätzliche Anforderungen zu stellen sind:

- Körperteile und Organabfälle einschließlich gefüllter Blutkonserven

Diese Abfälle dürfen weder sortiert noch umgefüllt werden. Die bauartzugelassenen Einwegbehälter dürfen nach ihrem Verschluss nicht wieder geöffnet werden.

4. Abfallschlüssel

Seit 01.01.2002 müssen Abfälle nach der Verordnung über das Europäische Abfallverzeichnis (Abfallverzeichnis-Verordnung-AVV) eingestuft werden. Der Abfallschlüssel mit Abfallbezeichnung charakterisiert die Abfälle und gibt Aufschluss über die Branche, aus der die Abfälle stammen. Dem Entsorger, Verwerter oder Deponiebetrei-ber gibt er Auskunft über mögliche Eigenschaften, die Zusammensetzung, den Aggregatzustand und die Her-kunft.

Abfälle aus dem Gesundheitswesen sind im Kapitel 18 AVV genannt als „Abfälle aus der humanmedizinischen oder tierärztlichen Versorgung und Forschung (ohne Küchen- und Restaurantabfälle, die nicht aus der unmittel-baren Krankenpflege stammen)".

Erläuterung zur Entsorgung von Abfällen aus dem Gesundheitswesen

Abfallart	Erläuterungen	Hinweise zur Entsorgung	Abfallschlüssel / LAGA-Gruppe
ABFLUSSREINIGER	enthält meist Natriumhydroxid, greift Zink und Aluminium an	zur Schadstoffsammlung geben, Flascheninhalte möglichst immer aufbrauchen (Abfallvermeidung)	20 01 29*
AKKUMULATOREN (AKKUS)	wiederaufladbare Batterien	Ni-Cd-Akkus, Li-Ionen Akkus getrennt halten, Pb-Akkus, kostenlose Rücknahmesysteme nutzen: www.grs-batterien.de Die Stiftung GRS organisiert Abholung, Sortierung, Recycling bzw. Entsorgung der verbrauchten Energiespender gemäß Batterieverordnung.	16 06 01* Bleibatterien 16 06 02* Ni-Cd-Batterien 16 06 04 Alkalibatterien (außer 16 06 03)
ALTFILME	s. Röntgenbilder		
ALTMEDIKAMENTE	Altarzneimittel, Röntgenkontrastmittel, Infusionslösungen s. aber -> Zytostatika	1. Haushaltsübliche Mengen: Kommunale Entsorgungseinrichtungen bzw. Rückgabe in Apotheken 2. Größere Mengen, z.B. aus Arztpraxen u. Kliniken: Rücknahmesysteme, z.B. über Apothekenverband, VfW-Remedica, Pharmahandel	18 01 09 - LAGA-Gr. D (18 02 08 - LAGA-Gr. D) Bei kleineren Mengen ist eine Entsorgung über 18 01 04 - LAGA-Gr. B / (18 02 03 - LAGA-Gr. B) möglich
AMALGAMABFÄLLE	Amalgam-Abscheider-Inhalte, Amalgamreste, extrahierte Zähne mit Amalgamfüllungen	Getrennt sammeln; enthält Quecksilber; stoffliche Verwertung durch Hersteller oder Vertreiber von Amalgam; Postalischer Versand unter bestimmten Verpackungs- u. Transportbedingungen möglich, sofern von der Nachweispflicht freigestellt, wurde Wartung der Abscheider nach Anhang 50 der Abwasserverordnung erforderlich (Wartungsbericht usw.)	18 01 10* (LAGA-Gr. D)
BATTERIEN	nicht wieder aufladbare Batterien, Knopfzellen usw.	kostenlose Rücknahmesysteme nutzen: www.grs-batterien.de. Die Stiftung GRS organisiert Abholung, Sortierung, Recycling bzw. Entsorgung der verbrauchten Energiespender gemäß Batterieverordnung.	16 06 03* Quecksilber enthaltende Batterien 16 06 04 Alkalibatterien (außer 16 06 03) 16 06 05 andere Batterien und Akkumulatoren
	aufladbare Batterien s. -> Akkumulatoren		
BETÄUBUNGSMITTEL	Spezielle Anforderungen nach Betäubungsmittelgesetz (BtMG)! Ansonsten s. -> Altmedikamente	Vernichtung nach § 16 Abs. 1 BtMG: (2 Zeugen, Ausschluss der Wiedergewinnung, Schutz von Mensch und Umwelt), kein Sonderabfall, nicht ins Abwasser!	18 01 09
BLEIFOLIEN, BLEISCHÜRZEN	Bleiabfälle, z. B. defekte Schürzen aus dem Röntgenbereich	In der Regel nehmen die Hersteller oder Händler die Bleiabfälle zurück. Es wird geprüft, ob die Schürzen, z.B. bei defekter Umhüllung, repariert werden können. Verwertung möglich.	17 04 03
BLUTABFÄLLE	Mit Blut oder flüssigen Blutprodukten gefüllte Behältnisse, z.B. überlagerte Blutkonserven Ausnahme: Infektiöse Abfälle!	Blut u. Blutprodukte werden als 18 01 02 Körperteile, Organabfälle eingestuft. Kleinere Mengen/einzelne Blutbeutel können über die Kanalisation entsorgt werden (Hygiene u. kommunale Abwassersatzung beachten!). Blut gilt dann als infektiös und wird unter 18 01 03* geführt, wenn der Patient an einer übertragbaren Krankheit nach IfSG leidet. (s. auch Liste im LAGA-Merkblatt, S. 6, 7) In diesem Fall muss der Abfall verbrannt werden.	18 01 02 (LAGA-Gr. E) 18 01 03* (LAGA-Gr. C)

BLUTDRUCK-MESSGERÄTE	Teilweise quecksilberhaltig, vor Bruch schützen! Neue Geräte elektronisch ohne Hg	Quecksilberhaltig, d.h. unbedingt in dicht verschlossenem Gefäß zur Schadstoffsammlung. (Quecksilberdämpfe sind giftig!) Elektronische Geräte zur Elektroschrott-Sammlung	**20 01 21*** quecksilberhaltig **16 02 13*** elektronisch
DESINFEK-TIONSMITTEL	Desinfektionsmittel, z.B. überlagert	Reste nach Möglichkeit aufbrauchen, u.U. Weiterverwendung; z.B. in Tierheimen (geringere Anforderungen); Sonderabfallentsorgung, Entsorgung von größeren Mengen mit Entsorger absprechen; kleinere Mengen ggf. über Schadstoffsammlung	**18 01 06*** (LAGA-Gr. D) **20 01 29***
ELEKTRONIK-SCHROTT	s. → Geräte		
ENTWICKLER-LÖSUNGEN	Entwicklerlösungen, z.B. aus der Röntgenabteilung	Verwertung möglich Abgabe an Spezial-Entsorger für Fotochemikalien	**09 01 01*** Wasserbasis **09 010 3*** Lösemittelbasis
EXTRAHIERTE ZÄHNE	extrahierte Zähne / Amalgamhaltige Zähne s. -> Amalgamabfälle	extrahierte Zähne sind keine Körperteile im Sinne des Abfallschlüssels 18 01 02 und können dem Abfallschlüssel 18 01 04 zugefügt werden, soweit sie schadstofffrei sind (d.h. ohne Amalgam- / Quecksilberfüllung)	**18 01 04 (LAGA-G. B)**
FANGO-SCHLÄMME	Herkunft: physikalische Therapie, Histologielabor oder Pathologie paraffinhaltig	kann in kleinen Mengen mit dem Siedlungsabfall gemeinsam entsorgt werden. Größere Mengen bereiten in der Deponie sowie in der Verbrennungsanlage Probleme. Verwertung in Einzelfällen möglich	**18 01 04 (LAGA-Gr. B)**
FÄRBE-LÖSUNGEN AUS ANALYSEN-AUTOMATEN	Toxizität der Farbstoffe oft nicht bekannt	Konzentrate sammeln, als flüssigen Abfall abgeben Spüllösungen hingegen in Kanalisation (kommunale Abwassersatzung beachten).	**18 01 07 (LAGA-Gr. D/A)**
FIEBERTHER-MOMETER	Glasthermometer - enthält in der Regel Quecksilber oder: Digitales Thermometer	Quecksilberhaltige Thermometer in dicht verschlossenem Gefäß zur Schadstoffsammlung (Quecksilberdämpfe sind giftig!) Elektronische Thermometer zum E-Schrott (Batterie!)	**20 01 21*** quecksilberhaltig **16 02 13*** elektronisch
FIXIERBÄDER	Entwicklerlösungen, z.B. aus der Röntgenabteilung meist silberhaltig	Spezialentsorger für Fotochemikalien, Vergütungen nach Silbergehalt der Lösungen	**09 01 04*** **09 01 05*** Bleichlösungen u. Bleichfixierbäder
FOTOCHEMI-KALIEN	s. → Entwickler- bzw. Fixierbäder		
GERÄTE, elektrische oder elektronische	Gebrauchte oder defekte Medizingeräte; Kältegeräte, Haushalts- oder IT-Geräte u.a.	Gebrauchte Geräte sind getrennt zu sammeln und können an den ÖRE (s.u. Kreis- oder Stadtverwaltung) bzw. spezielle Sammelstellen abgegeben werden. Aktuelles, auch zum neuen ElektroG unter www.mufv.rlp.de => Abfall => Produktverantwortung. TIPP: Abgabe an Gerätebörsen über das Internet	Je nach Inhaltsstoffen: **16 02 10*** bis **16 02 14**
HYGIENEAR-TIKEL	Einwegwäsche, Binden, Inkontinenzunterlagen usw. aus der Patientenversorgung	Entsorgung mit 18 01 04, soweit nicht infektiös; weitere Hinweise gibt die entsprechende LAGA-Richtlinie	**18 01 04 (LAGA-Gr. B)** (18 02 03 - LAGA-Gr. B)

INFEKTIÖSE ABFÄLLE	bestimmte Krankheiten, mikrobiologische Kulturen	Separierung an der Anfallstelle, spezielle Verpackung, Entsorgung nur in zugelassenen Anlagen, s. auch IFAG-Praxistipp Nr. 2 „Verpackung ..." Kein Umfüllen oder Sortieren Begrenzte Lagerzeit bzw. gekühlte Lagerung unter best. Bedingungen Nach Desinfektion mit nach vom RKI anerkannten Verfahren ist eine Entsorgung mit 18 01 04 möglich	**18 01 03* (LAGA-Gr. C)** (18 02 02* - LAGA-Gr. C)
INFUSIONS-BEUTEL (KUNSTSTOFF)		Restentleert, ohne Schläuche und Kanülen zur Kunststoffverwertung, evtl. auch Rücknahmesysteme der Hersteller.	**15 01 02**
INFUSIONS-FLASCHEN (GLAS)		Restentleert, ohne Schläuche und Kanülen zur Glasverwertung, evtl. auch Rücknahmesysteme der Hersteller.	**15 01 07**
INKONTINENZ-PRODUKTE	Inkontinenz-Windeln Einweg-Windeln	Entsorgung dieser Abfälle über HMV (Hausmüll-Verbrennung) ist aus hygienischen Gründen geboten. Eine getrennte Sammlung und Abgabe zur Verbrennung ist auch für Alten- u. Pflegeheime zumutbar. Die Behandlung getrennt gesammelter Fraktionen in MBA soll aus Gründen der Hygiene und des Arbeitsschutzes in der Regel unterbleiben.	**18 01 04 (LAGA-Gr. B)**
KNOPFZELLEN	s. → Batterien		**16 06 03*** Quecksilber enthaltende Batterien
KÖRPERTEILE UND ORGANABFÄLLE	Abfälle aus dem OP bzw. ambulanten Einrichtungen mit entsprechender Tätigkeit	- gesonderte Erfassung in sorgfältig verschlossenen Einwegbehältern am Anfallort; - kein Umfüllen oder Sortieren - begrenzte Lagerzeit bzw. gekühlte Lagerung unter best. Bedingungen - Entsorgung in dafür zugelassener Verbrennungsanlage	**18 01 02 (LAGA-Gr. E)**
KÜCHENAB-FÄLLE	Speisereste (Essensreste) aus Großküchen und Kantinen („Drank")	Speisereste und sonstige Küchenabfälle (Lebensmittelabfälle) - sind von anderen Abfällen getrennt zu halten, - dürfen nicht an landwirtschaftliche Nutztiere verfüttert werden, - können abgegeben werden an spezialisierte Speiseabfallentsorger oder nach Maßgabe des örtlichen Abfallentsorgers. Handelspapiere vom Transporteur müssen aufbewahrt werden. Es gelten die Verordnung (EG) Nr. 1774/2002 und die Verordnung zur Durchführung des Tierische Nebenprodukte-Beseitigungsgesetes – Tier NebV	**20 01 08**
LABORCHEMI-KALIEN	nicht mehr benötigte Chemikalien in Originalverpackung belassen	in fest verschlossenen Flaschen mit Etikett (! in Orginalverpackung belassen) Zur Schadstoffsammlung geben. Auf keinen Fall in den Abfluss schütten! Entsorgung großer Mengen mit dem Entsorger absprechen	**18 01 06* (LAGA-Gr. D)** größere Mengen unter eigenem Abfallschlüssel: 16 0507* anorganische Ch. 16 05 08* organische Ch.

LEUCHT-STOFFLAM-PEN	z.B. Leuchtstoffröhren, Energiesparlampen	Zur kommunalen Schadstoffsammlung, in Papphüllen der neuen Lampen einstecken, vor Beschädigung schützen	**20 01 21***
LÖSEMITTEL	nicht mehr benötigte Chemikalien	in fest verschlossenen Flaschen mit Etikett (! in Originalverpackung belassen) Zur Schadstoffsammlung geben. Auf keinen Fall in den Abfluss schütten! Entsorgung großer Mengen mit dem Entsorger absprechen	**14 06 03*** nicht halogeniert **14 06 02*** halogeniert
LUFTFILTER AUS ZYTOSTATIKA-SICHERHEITS-WERKBÄNKEN	Filtermatten aus Werkbänken zur Herstellung bzw. Zubereitung von Zytostatika Herkunft: Onkologie, Apotheke	Arbeitsschutzvorschriften beachten (s. → Zytostatika) Bei gering kontaminierten Filtermatten ist die Entsorgung mit Abfallschlüssel 18 01 04 derzeit noch möglich; Entsorgung als Sonderabfall empfohlen. Wechsel der Filtermatten möglich durch Fachfirma bei hohen Arbeits-Sicherheitsanforderungen (TRGS 525 und DIN 12980 beachten). Kein Zerkleinern der Filtermatten am Anfallort (Kontamination!)	**18 01 04 (LAGA-Gr. B)** **(18 02 03 - LAGA-Gr. B)** sowie **18 01 08* (LAGA-Gr. D)** **(18 02 08* - LAGA-Gr. D)**
MONOVETTEN	Röhrchen, z.B. für die Entnahme von Blutserum Fallen vorwiegend im Labor als Abfall an	Keine besonderen Anforderungen aus infektionspräventiver Sicht. Können gemeinsam mit Wund- und Gipsverbänden usw. entsorgt werden. Ausnahme: Falls Inhalt infektiös: s. Infektiöse Abfälle (*18 01 03)	**18 01 04 (LAGA-Gr. B)**
RADIOAKTIVE ABFÄLLE	Material aus dem Röntgenbereich	Spezialentsorgung über Landessammelstelle für radioaktive Abfälle Rheinland-Pfalz. Atomrechtliche Aufsichtsbehörde für radioaktive Abfälle sind die Struktur- und Genehmigungsdirektionen, Regionalstellen Gewerbeaufsicht	unterliegt **nicht** dem Abfallrecht. Für Abfälle mit geringer spezifischer Aktivität kann **auf Antrag** eine **Freigabe** nach § 29 StrSchV durch die zuständige Regionalstelle Gewerbeaufsicht erfolgen.
REDONFLA-SCHEN	Vakuum-Absaugflaschen für Sekrete und Exkrete	Keine besonderen Anforderungen aus infektionspräventiver Sicht. Können gemeinsam mit Wund- und Gipsverbänden usw. entsorgt werden. Ausnahme: Falls Inhalt infektiös: s. → Infektiöse Abfälle (*18 01 03)	**18 01 04 (LAGA-Gr. B)**
REINIGUNGS-MITTEL		zur Schadstoffsammlung geben. Flaschen- u. Behälterinhalte möglichst immer aufbrauchen (Abfallvermeidung). Gefahrensymbole auf Verpackung beachten s. → Sonderabfall (20 01 29*)	**20 01 29*,** schadstoffhaltig, mit Kennzeichnung **20 01 30**
RÖNTGENBIL-DER	Röntgenaufnahmen, die nicht mehr archiviert werden müssen - silberhaltig	Einsammlung und anschließende Verwertung z.B. durch Entsorger von Fotochemikalien oder Amalgamabfällen - silberhaltige Röntgenbilder; getrennt sammeln; stoffliche Verwertung ist möglich (i.d.R. Rückvergütung des Silberanteils)	**09 01 07** mit Silberverbindungen
	- nicht silberhaltig	- nicht silberhaltig (unbelichtet aber entwickelt), zerkleinern (Datenschutz) dann mit Siedlungsabfall	**09 01 08** ohne Silberverbindungen
SPRAYDOSEN	Treibmittel, Lösemittel	Schadstoffsammlung TIPP: besser nachfüllbare Pumpzerstäuber verwenden, Restinhalte völlig aufbrauchen,	**15 01 10***

SPRITZEN	z. B. Einwegspritzen ohne Kanüle	Restentleert und ohne Kanülen zur Kunststoff-Verwertung. Einige Insulinspritzen können komplett über ein spezielles Rücknahmesystem der Verwertung zugeführt werden.	
SPRITZEN-KANÜLEN	Skalpelle, Kanülen von Spritzen und Infusionssystemen; Gegenstände mit ähnlichem Risiko für Schnitt- u. Stichverletzungen („sharps")	in durchstichsichere, bruchfeste, verschließbare Behältnisse, Kein Umfüllen, Sortieren oder Vorbehandeln. Entsorgung in zugelassener Verbrennungsanlage nicht in MBA	**18 01 01 (LAGA-Gr. B)**
TIERKADAVER	Tiere, Versuchtiere und sonstige Abfälle aus der human- und veterinärmedizinischen Forschung und Diagnostik sowie Praxen und Kliniken	Tierkadaver von Haustieren (inkl. Heimtiere, Versuchstiere, landwirtschaftliche Nutztiere) unterliegen der EG-Verordnung Nr. 1774/2002 mit Hygienevorschriften für nicht für den menschlichen Verzehr bestimmte tierische Nebenprodukte (seit 01.05.03 anzuwenden) sowie dem Tierische Nebenprodukte-Beseitigungsgesetz (seit 25.01.04). Die Entsorgung in Tierkörperbeseitigungs-Anstalten (TBA) - i.d.R. über entspr. Zweckverband - ist vorgeschrieben. Ausnahmen gelten z.B. für Versuchstierhaltungen mit entsprechender Genehmigung, die auch von zugelassenen Privatunternehmen entsorgt werden dürfen. Ausnahmen gelten ferner für Heimtiere, diese können auch durch zugelassene Entsorgungsunternehmen, Heimtierfriedhöfe oder Heimtierkrematorien entsorgt werden. In Einzelfällen können Heimtiere auch auf dem eigenen Grundstück vergraben werden (außer in Wasserschutzgebieten). Weiterhin sind die BiostoffVO sowie die TRBA 120 (Versuchstierhaltung) und TRBA 230 (landwirtschaftl. Nutztierhaltung) zu beachten.	Bei infektiösen Tierkadavern bzw. infekt. Versuchstieren u. Entsorgung über das KrW-/AbfG: **18 02 02* (LAGA-Gr. C)** **(18 01 03* - LAGA-Gr. C)**
URINBEUTEL		Restentleeren in Kanalisation	
VERBÄNDE, GIPSVERBÄNDE	Mit Blut Exkreten bzw. Sekreten verunreinigte Verbände, Einwegwäsche, Stuhlwindeln usw. aus der Patientenversorgung	Entsorgung gemeinsam mit dem Siedlungsabfall möglich, soweit nicht infektiös (-> Infektiöse Abfälle); Vorzugsweise Verbrennung in zugelassener Anlage (bis 6/2005 noch Deponie zulässig) nicht in MBA; Körperflüssigkeiten können unter Beachtung der kommunalen Abwassersatzung in die Kanalisation entleert werden. Alternativ: Aufsaugende Materialien hinzugeben.	**18 01 04 (LAGA-Gr. B)**

VERPACKUN-GEN	- schadstoffhaltig - nicht schadstoffhaltig Pappe, Papier, Kunststof- fe, Metalle, Glas, Ver- bundstoffe, Leichtstoff- verpackungen	Pappe, Papier > getrennte Papiersammlung Glasverpackungen > getrennte Glassamm- lung Infusionsflaschen aus Kunststoff > Samm- lung in Säcken Leichtstoffverpackungen > gelber Sack Verpackungen restentleeren!	**15 01 01** Papier und Pappe **15 01 02** Kunststoff **15 01 04** Metall **15 01 05** Verbundverpackungen **15 01 07** Glas **15 01 10*** Verpackungen, die Rückstände gefährlicher Stoffe enthalten oder durch gefährliche Stoffe verunrei- nigt
ZYTOSTATIKA CMR-Arznei- mittel (canzerogen, mutagen, reprodukti- onstoxisch)	überlagerte Zytostatika, Reste an Trockensubstanzen und zerbrochene Tabletten; Abfälle, die stark mit Zytostatika verunreinigt sind Herkunft, z.B: Onkologie, Apotheke, Laborbereich s. auch →Luftfilter aus Zytostatika	Hinweise zum Arbeitsschutz beachten!! TRGS 525 Schadstoffsammlung bzw. Entsorgung als Sonderabfall in zugelassener Verbrennungs- anlage kein Umfüllen, Sortieren oder Vorbehandeln Bauartgeprüfte, stich- u. bruchfeste Ein- wegbehälter verwenden. Weitere Hinweise insbes. zum Umgang sind auch bei den Be- rufsgenossenschaften erhältlich	**18 01 08*** (LAGA-Gr. D) (**18 02 07*** - LAGA-Gr. D)

* = gefährliche Abfälle
Bei den in „( )" gesetzten Abfallschlüsseln der Gruppe 18 02 handelt es sich um die entsprechenden Abfallarten aus der Forschung, Diagnose, Krankenbehandlung und Versorgung bei Tieren.

6. Notfälle

6.1 Organisationsplan für Notfälle

6.1.1 Notfallmedizinische Versorgung

Die Verpflichtung zur Sicherstellung der Ersten Hilfe ist in speziellen Arbeitsschutzvorschriften geregelt. Nähere Vorschriften befinden sich in den §§ 38 und 39 der Arbeitsstättenverordnung sowie in der BGV A 1.

Für Betriebe im Gesundheitswesen gibt es kein einheitliches Vorgehen für die Organisation der Ersten Hilfe. Für Arzt- und Zahnarztpraxen gilt jedoch die „Hohe Stufe", bei der Folgendes erforderlich ist:

- Ausreichend Notfallmaterialien und -geräte bereithalten. Die Bestückung legt der verantwortliche Arzt fest. Wartung der Geräte und meist halbjährliche Überprüfung der Haltbarkeit der Materialien müssen geregelt sein.
- Notfallrufnummern an günstiger Stelle anbringen oder eintragen.
- Den Ablauf der innerbetrieblichen Alarmierung festlegen.
- Alleine arbeitende Mitarbeiter brauchen den Zugang zu einem Telefon, auch ggf. unterwegs.
- Einweisung und Zufahrt für den Rettungsdienst ermöglichen.
- Die erforderliche Zahl an Ersthelfern muss zur Verfügung stehen (bei 2 bis 20 anwesenden Personen genügt ein Ersthelfer).
- Alle Mitarbeiter regelmäßig unterweisen oder fachspezifisch schulen lassen.

Um in Notfällen schnell und kompetent Hilfe leisten zu können, muss das Personal entsprechend unterwiesen werden, Aufgaben müssen verteilt und Notfallpläne in der Praxis vorhanden sein.

Die primäre Aufgabenstellung der Notfallmedizin ist die Erhaltung oder Wiederherstellung der vitalen Funktionen wie Atmung, Herz, Kreislauf und des Elektrolythaushalts. Wichtig sind das frühzeitige Erkennen einer drohenden Störung und die Einleitung geeigneter Gegenmaßnahmen, wobei diese einfach, schnell und sicher durchzuführen sind. Notfalltherapeutische

Maßnahmen dürfen erst nach möglichst genauer Befunderhebung eingeleitet werden, wobei diese Befunde auch dokumentiert werden müssen.
Neben diesen elementaren fachlichen Fragen sollten innerhalb der Praxis
die weiteren Maßnahmen wie Überwachung, Weiterversorgung und Kommunikation mit Kolleginnen / Kollegen, Mitarbeitern und Rettungsdiensten
vom Assistenzpersonal eingeleitet werden. Hierzu sollte eine organisatorische Notfallcheckliste praxisintern erarbeitet werden, die Aufgabenstellun-
gen sollten verteilt werden, die Abläufe besprochen und geübt sein.

Prophylaktische Maßnahmen
Lebensbedrohliche Fälle können sowohl aus einer Dekompensation beste-
hender Vorerkrankungen als auch aus Komplikationen der eigentlichen
zahn-/ärztlichen Behandlungsmaßnahme resultieren. Daraus ergeben sich
Konsequenzen für die Praxisleitung und das Team:

- Es ist erforderlich, Patienten mit erhöhtem Risiko für eine Dekompensation einer schweren Vorerkrankung durch sorgfältige Anamnese zu identifizieren und prophylaktische Maßnahmen zu treffen (Verwendung
  geeigneter Fragebögen, die vom Patienten unterschrieben werden müssen, Beachtung der Dauermedikation); bei Patienten mit Herzschrittma-
  chern müssen bestimmte Regeln beim Einsatz von elektromedizinischen
  Geräten beachtet werden.
- Risikopatienten müssen während der Behandlungsmaßnahme überwacht werden, um die Entwicklung einer potenziell lebensbedrohlichen
  Situation frühzeitig erkennen und durch geeignete Maßnahmen abwen-
  den zu können (Beachtung von vegetativen Zeichen wie Schwitzen, Bläs-
  se, Übelkeit und Schwindel).
- Das Praxisteam muss auf die Notfallversorgung vorbereitet sein.

6.1.2   Praxismanagement während eines Notfalls

Die Notfallsituation muss in ruhiger und geübter Weise ablaufen. Die häufig möglichen Notfälle sollten mit dem gesamten Praxisteam geübt werden. Während der Patientenbetreuung muss parallel die Weiterversorgung des Patienten organisiert werden. Eine Helferin hat die notwendigen Telefonate (Notarzt, Arzt in der Nähe, Angehörige, Krankenhaus etc.) zu führen. Weitere Patienten sollten die Behandlungsräume verlassen. Es ist für Ruhe zu sorgen. Eine weitere Helferin hat als Springerin für das therapierende Team zu agieren. Der Praxisinhaber und ein/e weitere/r Helfer/in haben die Notfalldiagnostik und -therapie durchzuführen.

Die zentrale **Notrufnummer 112** sollte am Telefon unübersehbar angebracht werden.

Des Weiteren sollte der Alarmplan ausgehängt werden, da sich darauf alle wichtigen Informationen gesammelt befinden.

Zum Notfallmanagement gehören auch bauliche Maßnahmen. So sollte über jedem Behandlungsstuhl/-liege ein Haken zum Einhängen von Infusionsflaschen angebracht sein. Der Notfallkoffer sollte an einer zentralen, allen Mitarbeiterinnen bekannten, gut erreichbaren Stelle deponiert werden.

Bei den praktischen Übungen sollte neues Personal eingearbeitet werden, die Vollständigkeit der Ausrüstung sollte mit einer Inventarliste verglichen, werden, und verfallene Notfallmedikamente sollten ausgetauscht werden.

Handlungsanleitung und Organisationplan für Notfälle

1. Behandlung unterbrechen – Symptome ernst nehmen	
2. Ruhe bewahren und Beruhigen der Umgebung	Patient, Praxismitarbeiterin
3. Ggf. Notruf absetzen – Notarzt und Rettungsdienst benachrichtigen	durch Praxismitarbeiterin
4. Überprüfen der vitalen Funktionen des Patienten	*Bewusstsein:* Ansprache, Schütteln *Kreislauf :* Carotis Puls, Blutdruckmessung maximal zehn Sekunden *Atmung:* durch Sehen, Hören, Fühlen
5. Freimachen der Atemwege	Kopf überstrecken, Kinn anheben, absaugen, stabile Seitenlage
6. Stützung des Kreislaufs bei Schock	Lagerung, periphervenöse Infusion
7. Symptomatische oder kausale Medikation bestimmter Erkrankungen	Notfallmedikation Herzinfarkt, Asthma bronchiale, hypertensive Krise, Hypoglykämie u. a.
8. Bei Ateminsuffizienz: Beatmung	Beatmung, eventuell mit Beatmungsbeutel mit O_2
9. Durchführung der Herz-Lungen-Wiederbelebung bei Kreislaufstillstand	Beatmung, Herzdruckmassage
10. Nach erfolgreicher Beherrschung eines Zwischenfalls Patienten noch weiter beobachten und betreuen und zur Abklärung eventuell über- bzw. einweisen	Nicht allein nach Hause schicken!!

Notfallplan für Erste Hilfe

Notfall-Rufnummern:

Erstellungsdatum: _____

Erstellt von Mitarbeiter: _____

Praxisstempel:

_____

Bei Notrufanrufen:

- Deutlich und ruhig in knappen Sätzen sprechen
- Name des Anrufers
- Kurzbeschreibung der Erkrankung oder der Verletzung
- Genaue Anschrift, wenn notwendig kurze Ortsbeschreibung (Stockwerk, ist Aufzug vorhanden?, usw.)

Rettungsleitstelle	Tel.:	_____
Ärzte	Tel.:	_____
Ersthelfer	Tel.:	_____
Polizei	Tel.:	_____
Feuerwehr	Tel.:	_____
Giftnotruf	Tel.:	_____
Durchgangsarzt	Tel.:	_____
	Anschrift:	_____
Krankenhaus	Tel.:	_____
(durch Berufsgenossenschaft zugelassen)	Anschrift:	_____
Sonstiges	Tel.:	_____

6.2 Erstmaßnahmen zur Erhaltung und Wiederherstellung der Vitalfunktionen

Die Mitarbeiter sollten in der Lage sein, elementare Störungen der Vitalfunktionen durch Sehen, Hören, Riechen und Tasten festzustellen. Dabei sollten sie wissen, welche der Störungen in welchem Umfang die Vitalfunktionen beeinträchtigen, um die kausalen Zusammenhänge zu erkennen.

Notfallcheckliste

Bewusstsein
- Wach
- Ansprechbar
- Bewusstlos
- Reaktion auf Schmerzreize

Atmung
- Atemwege freimachen
- Atembewegungen
- Atemgeräusch
- Atemrhythmus
- Zyanose
- Dyspnoe
- Atemstillstand

Pupillen
- Weite
- Lichtreaktion

Puls
- Pulsfrequenz
- Pulsqualität (Stärke)
- Hautfarbe
- Sichtbare Blutungen
- Herzstillstand

Motorik
– Halbseitensymptomatik

Sofortmaßnahmen

1. Lagerung
Jeder Notfallpatient muss entsprechend seiner Diagnose gelagert werden. Es ist hierbei wichtig, dass eine stabile Unterlage gewählt wird und diese frei begehbar ist. Diese Voraussetzungen können auf zahnärztlichen Behandlungsstühlen oder ärztlichen Behandlungsliegen gegeben sein. Bei notwendiger Herzmassage empfiehlt sich die Lagerung auf dem Boden (mittels so genanntem Rautegriff).

Schocklagerung
Bei Volumenmangelschock sollten die Beine ca. 30° hochgelagert werden; besteht keine Aspirationsgefahr, so kann zusätzlich die Kopftieflagerung eingeleitet werden.

Stabile Seitenlagerung
Diese Lagerung sollte bei allen bewusstlosen Patienten ohne Störung der Atmung durchgeführt werden, um die drohende Aspiration zu vermeiden.

Oberkörperhochlagerung
Bei kardialen und respiratorischen Notfällen sollte der Oberkörper ca. 45° hochgelagert werden.

2. Freimachen der Atemwege
Den Mund öffnen und tief pharyngeal absaugen; diese Maßnahmen ggf. wiederholen. Bei Bewusstlosen kann zusätzlich ein Oropharyngealtubus nach Guedel eingelegt werden.

3. Beatmung

Bei Atemstillstand sollte eine Mund-zu-Mund-Beatmung, wenn vorhanden mit einer Beatmungsmaske, mit einer Frequenz von 12/min. durchgeführt werden. Die Atemwege müssen hierzu frei sein. Der Patient sollte mit überstrecktem Kopf auf dem Rücken liegen.

4. Sauerstoffzufuhr

Bei jedem Notfallpatienten sollte eine Sauerstoffzufuhr z. B. über eine Beatmungsmaske mit einem Mindestflow von 4 l/min. erfolgen (Ausnahme bei Hyperventilation).

5. Blutstillung

Jede arteriell blutende Wunde sollte mittels Kompressionsverband versorgt werden, oder das blutende Gefäß sollte zeitweise unterbunden werden.

6. Venöser Zugang

Bei jedem Notfallpatienten sollte versucht werden, einen peripheren venösen Zugang zu legen – dies vorzugsweise am Unterarm oder Handrücken mit einer großvolumigen Plastikverweilkanüle.

7. Infusionen

Basislösung für alle Notfallpatienten ist die Ringer-Lactat-Infusion zum Offenhalten der Kanüle bzw. zum Volumenersatz.

8. Kardiopulmonale Reanimation

Der Patient liegt auf dem Boden in Rückenlage. Bei Herzstillstand (gemeint ist der hämodynamische Herzstillstand – also sowohl der echte Herzstillstand als auch das Flimmern) sollte ein minimaler Kreislauf durch externe Herzmassage aufrechterhalten werden.

Laut der neuen Reanimations-Leitlinie vom Oktober 2010 gilt generell, dass so früh wie möglich ein Defibrillator eingesetzt werden soll (AED).

Beginnen Sie immer zuerst mit der Herzdruckmassage wie folgt:
* Knien Sie in Höhe des Brustkorbs möglichst nahe neben dem Betroffenen.

- Platzieren Sie den Ballen einer Hand auf das untere Drittel des Brustbeins = Mitte des Brustkorbs.
- Setzen Sie den Ballen der anderen Hand auf die erste Hand und stellen Sie sicher, dass der Druck ausschließlich auf das Brustbein ausgeübt wird (z. B. durch Beschränken der Finger).
- Beugen Sie sich nun über den Brustkorb des Betroffenen und drücken Sie mit gestreckten Armen das Brustbein 5 bis 6 cm nach unten.
- Entlasten Sie das Brustbein nach jeder Kompression vollständig, ohne dabei den Kontakt zwischen Ihren Händen und dem Brustkorb des Betroffenen aufzugeben.
- Drücken Sie 30-mal das Brustbein nach unten (Frequenz: mindestens 100 pro Minute).
- Druck- und Entlastungsdauer sollten gleich sein.
- Kombinieren Sie die Druckmassage mit der Atemspende.
- Helfer, die aus diversen Gründen eine Beatmung ablehnen oder nicht leisten können, sollen sich auf die Herzdruckmassage beschränken.
- Öffnen Sie nach 30 Druckmassagen wieder die Atemwege durch Neigen des Kopfes nach hinten bei gleichzeitigem Anheben des Kinns (siehe oben).
- Verschließen Sie mit dem Daumen und Zeigefinger der an der Stirn liegenden Hand den weichen Teil der Nase des Betroffenen.
- Öffnen Sie den Mund des Betroffenen bei weiterhin angehobenem Kinn.
- Atmen Sie normal ein und legen Sie Ihre Lippen dicht um den Mund des Betroffenen.
- Blasen Sie eine Sekunde lang gleichmäßig Luft in den Mund des Betroffenen, sodass sich der Brustkorb des Betroffenen sichtbar hebt.
- Drehen Sie Ihren eigenen Kopf in Richtung zur Brust des Patienten, ohne dessen Kopflage zu verändern, und atmen Sie wieder ein. Achten Sie dabei darauf, ob der Brustkorb des Betroffenen sich wieder senkt.
- Beatmen Sie den Betroffenen ein zweites Mal wie beschrieben.
- Führen Sie die Wiederbelebungsmaßnahmen im Verhältnis von 30 Herzdruckmassagen zu zwei Beatmungen im schnellen Wechsel kontinuierlich wie oben beschrieben fort. Pausen sollen wenn irgend möglich vermieden bzw. auf ein Minimum reduziert werden.
- Unterbrechen Sie die Maßnahmen erst, wenn der Betroffene normal zu atmen beginnt.

Erweiterte Sofortmaßnahmen durch den Notarzt oder Facharzt
Intubation, zentralvenöser Zugang, EKG-Monitoring, medikamentöse Therapie, Einleitung einer Narkose etc. sollten nur von einem erfahrenen Kollegen vorgenommen werden, da hierbei die Gefahren durch den Unerfahrenen den Nutzen weit übersteigen und eventuell Zeit verloren wird.

Handlungsablauf der kardiopulmonalen Reanimation bei Erwachsenen
(nach Empfehlungen von AHA und ERC)

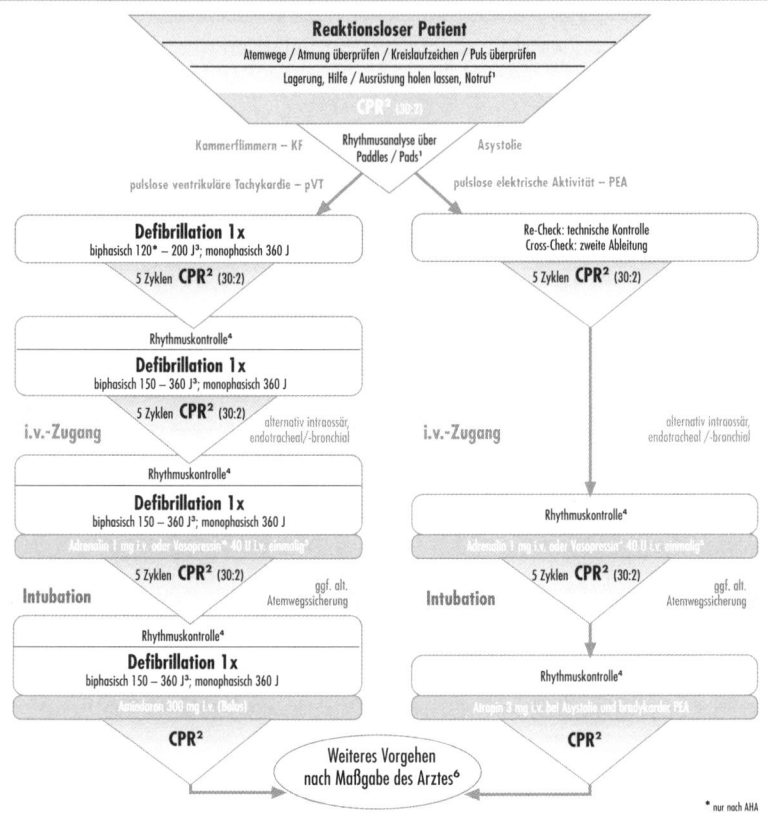

Reaktionsloser Patient

Atemwege / Atmung überprüfen / Kreislaufzeichen / Puls überprüfen

Lagerung, Hilfe / Ausrüstung holen lassen, Notruf[1]

CPR[2] (30:2)

Kammerflimmern – KF | Rhythmusanalyse über Paddles / Pads[1] | Asystolie

pulslose ventrikuläre Tachykardie – pVT | pulslose elektrische Aktivität – PEA

Defibrillation 1x
biphasisch 120* – 200 J[3]; monophasisch 360 J

Re-Check: technische Kontrolle
Cross-Check: zweite Ableitung

5 Zyklen CPR[2] (30:2) | 5 Zyklen CPR[2] (30:2)

Rhythmuskontrolle[4]

Defibrillation 1x
biphasisch 150 – 360 J[3]; monophasisch 360 J

5 Zyklen CPR[2] (30:2)

i.v.-Zugang | alternativ intraossär, endotracheal/-bronchial | i.v.-Zugang | alternativ intraossär, endotracheal /-bronchial

Rhythmuskontrolle[4]

Defibrillation 1x
biphasisch 150 – 360 J[3]; monophasisch 360 J

Adrenalin 1 mg i.v. oder Vasopressin* 40 IU i.v. einmalig[5]

5 Zyklen CPR[2] (30:2) | ggf. alt. Atemwegssicherung

Rhythmuskontrolle[4]

Adrenalin 1 mg i.v. oder Vasopressin* 40 IU i.v. einmalig[5]

5 Zyklen CPR[2] (30:2) | ggf. alt. Atemwegssicherung

Intubation | Intubation

Rhythmuskontrolle[4]

Defibrillation 1x
biphasisch 150 – 360 J[3]; monophasisch 360 J

Amiodaron 300 mg i.v. (Bolus)

Rhythmuskontrolle[4]

Atropin 3 mg i.v. bei Asystolie und bradykarder PEA

CPR[2] | CPR[2]

Weiteres Vorgehen nach Maßgabe des Arztes[6]

* nur nach AHA

---

[1] **Zeitpunkt des AED-/Defibrillatoreneinsatzes**
- sobald Gerät verfügbar
- bei > 4 - 5 Min. seit Kollaps mind. 5 Zyklen CPR

[2] **Hinweise zur CPR**
- 100/Min. (30:2), an Helferwechsel denken
- nach Defibrillation sofortige Wiederaufnahme der Thoraxkompression ohne Rhythmus- und Pulskontrolle
- möglichst keine Unterbrechungen durch die erweiterten Maßnahmen
- Beatmung mit höchstmöglicher Sauerstoffkonzentration
- nach Intubation kontinuierliche Herzdruckmassage (Sequenzen à 2 Min.)

[3] **biphasische Defibrillationsenergie**
- Energiewahl geräteabhängig
- bei Unsicherheit 200 J

[4] **Maßnahmen bei Rhythmuskontrolle**
- nur bei geordneter elektrischer Aktivität Pulskontrolle
- bei zweifelsfrei tastbarem Puls weitere Stabilisierung
  → **Postreanimationsphase**
- bei fraglicher Asystolie (DD feines KF) keine Defibrillation

[5] **Vasopressin-Gabe** *
- alternativ zu 1. oder 2. Adrenalin-Gabe

[6] **Weiteres Vorgehen**
- Weiterführen der CPR-Sequenzen mit Rhythmuskontrolle alle 2 Min.
- Suche möglicher Ursachen und ggf. Kausaltherapie
  → „HITS"
- weitere Adrenalingabe 1mg alle 3 - 5 Min.
- weitere Antiarrhythmika bei KF/pVT; Amiodaron 150 mg i.v., Magnesium 8 mmol i.v.
- ggf. transkutanes Pacing

Postreanimationsphase:
- Stabilisierung
- Zuweisung zu Diagnostik / Kausaltherapie
- ggf. Hypothermie

Differentialdiagnostische „HITS"
Überlegungen über mögliche Ursachen bzw.
Co-Faktoren und Therapie:

H - Hypoxie – Atemwegsmanagement, Beatmung
   - Hypovolämie – Volumensubstitution
   - Hyper- / Hypokaliämie – Elektrolytausgleich
   - Hypoglykämie – Glukose
   - Hyperthermie – Wiedererwärmung
   - Herzbeuteltamponade – Punktion

I - Infarkt (ACS) – PCI, Thrombolyse
   - Intoxikation – u. U. Antidot, Eliminationsverfahren

T - Thrombembolie (Lunge) – v.a. Thrombolyse
   - Trauma – u. U. schnelle Schockraumversorgung

S - Spannungspneumothorax – Thoraxdrainage
   - Säure-Basen-Störung – Pufferung

7. Praxisbegehungen

7.1 Regelungen bei einer Begehung

Der gesetzlich fixierte Grundsatz der Eigenverantwortung der Praxis steht auch bei amtlichen Begehungen im Vordergrund. Die Aufgabe solcher Besuche liegt nicht vordergründig in einer externen Kontrolle der Praxis und des Verhaltens des Personals. Auch ist es nicht Ziel einer solchen Maßnahme einzelne Fehler zu suchen und so die Praxis bloß zu stellen.

Vielmehr gilt es auch im Rahmen von Begehungen, die Selbstregelungskräfte der Praxis zu stärken, beratend tätig zu sein und Schritte auf dem Weg der Verbesserung festzulegen.

Die Mitarbeiter der Behörde sind auf die Informationen der Praxis angewiesen, um die dortigen Abläufe verstehen zu können. Letztlich dienen die resultierenden Verbesserungen auch der forensischen Absicherung der Praxen gegenüber Ansprüchen von Patienten.

So kann die externe Begehung als ein Element des Qualitätsmanagements angesehen werden. Aus der Sicht des externen Experten ergeben sich für die Praxis häufig wertvolle Hinweise für die Änderung von Abläufen und Strukturen.

Darüber hinaus lassen sich aus den Ergebnissen von Begehungen auch Verbesserungen des Managementsystems der Praxis ableiten. Hierbei ist die Analyse des Weges, der zu den fehlerhaften Abläufen und / oder Strukturen geführt hat entscheidend. Als Beispiel sei die fehlerhafte Mischung eines Desinfektionsmittels mit Wasser genannt. Statt der erforderlichen 40 ml Desinfektionsmittel auf 2 Liter Wasser zur Erreichung einer 2%igen Mischung werden nur 4 ml hinzugegeben. Natürlich ist die vordringliche Aufgabe zukünftig das gewünschte Mischungsverhältnis sicher zu stellen. Für die eigenständige Weiterentwicklung der Praxis und damit für die Verhinderung weiterer fehlerhafter Abläufe ist die Antwort auf die Frage: „Wie konnte es zu diesem fehlerhaften Ablauf kommen?" entscheidend. Hier steht der Managementansatz ganz im Vordergrund. So könnte die Ursache in verschiedenen Bereichen liegen. Im Folgenden seien mögliche Ursachen denkbaren Lösungsansätzen gegenübergestellt:

Ursache	Maßnahme
Der neue Mitarbeiter hat keine Erläuterung zur Mischung des Desinfektionsmittels erhalten.	In einem Einarbeitungsplan werden alle risikorelevanten Tätigkeiten aufgelistet. Der Einarbeitungsplan wird angewendet.
Es wurde nach einer veralteten Anleitung gearbeitet.	Die Handhabung von Dokumenten wird überprüft und verbessert.
Die aktuelle Anleitung liegt in einer den Mitarbeitern nicht verständlichen Sprache vor.	Alle Anleitungen der Praxis werden auf Verständlichkeit für die jeweiligen Mitarbeiter geprüft und falls erforderlich ausgetauscht bzw. eine verständliche Arbeitsanweisung hierzu angefertigt.
Es stehen keine geeigneten Dosierhilfen bereit.	Alle Abläufe werden dahingehend überprüft, ob die erforderlichen Geräte und Materialien verfügbar sind.
Ein Desinfektionsplan liegt nicht vor.	Zusammenfassung aller hygienerelevanten Abläufe in Hygiene- und Desinfektionsplänen.

So lassen sich noch viele mögliche Ursachen nennen. Wichtig ist in jedem Fall, dass die getroffene Maßnahme gleiche und ähnliche Fehler auch in ganz anderen Abläufen und Bereichen der Praxis verhindert.

Der nächste logische Schritt im Management ist die Verhinderung fehlerhafter Abläufe vor deren eintreten. Eine solche Maßnahme wird auch als Vorbeugemaßnahme oder Präventionsmaßnahme bezeichnet.

Mit dem präventiven Ansatz ist für Patienten, Mitarbeiter und Praxis eine größere Sicherheit erreichbar. Als Beispiel für die praktische Durchführung des präventiven Ansatzes sei der Bereich Arbeitsschutz genannt. Hier ist die Prävention gesetzlich festgeschrieben. Dabei sind unter anderem Gefährdungsbeurteilungen erforderlich und auch sinnvoll. Hierzu gibt es von der bgw® – Berufsgenossenschaft für Wohlfahrtspflege und Gesundheitsdienst einige Informationsschriften. Das dort beschriebene Prinzip der Analyse und Beurteilung von Risiken und die Ableitung und die Kontrolle von Maßnahmen sind auch auf Fragestellungen außerhalb des Arbeitschutzes, wie beispielsweise die Patientensicherheit, anwendbar.

Zusammenfassend handelt es sich bei den der Begehung zugrundeliegenden Anforderungen um Maßnahmen des Patienten- und Personalschutzes, insbesondere im Sinne der Infektionsprävention.

7.2 Allgemeine Regeln bei einer Begehung

Der Soll-Ist-Vergleich stellt den Kerngedanken einer Begehung dar. Dabei muss der Soll-Zustand schriftlich beschrieben sein. Neben Gesetzen und Verordnungen kommen als Soll-Vorgaben u. a. die „Richtlinie für Krankenhaushygiene und Infektionsprävention" des Robert Koch Institutes sowie berufsgenossenschaftliche Vorschriften in Betracht.

Darüber hinaus werden zunehmend auch Vorgaben aus normativen Verträgen mit Kostenträgern und Vorgaben der Gemeinsamen Selbstverwaltung vor Ort überprüft, die auf dem Sozialgesetzbuch V (SGB V) beruhen. Als Beispiele seien genannt:
* Qualitätssicherungs-Richtlinien der KBV gemäß § 75 Abs. 7 SGB V
* Qualitätsprüfungs-Richtlinie gemäß § 136 Abs. 2 SGB V
* Qualitätssicherungsvereinbarungen gemäß § 135 Abs. 2 SGB V
* Maßnahmen zur Qualitätssicherung ambulant durchführbarer Operationen und sonstiger stationsersetzender Eingriffe gemäß § 115b Abs. 1 Nr. 3 SGB V

Während sich einzelne Gesetze meist auf miteinander verbundene Themen beziehen werden in Verträgen mit den Kostenträgern und der Selbstverwaltung häufig Anforderungen aus ganz unterschiedlichen Gebieten gestellt. So werden hier beispielsweise gefordert:
* Personalqualifikationen
* Definierte Medizintechnische Ausstattung
* Qualifizierte Praxisräumlichkeiten
* Gesetzeskonforme Aufbereitung von Medizinprodukten

Die zugrundeliegende Soll-Vorgabe (z. B. Gesetz, Vertrag) muss durch die begehende Einrichtung oder Behörde benannt werden. Diese Information kann ggf. durch die Praxis nachgefordert werden. Darüber hinaus sollte die gesetzliche oder vertragliche Grundlage für die Vor-Ort-Begehung ausgewiesen werden.

Liegen die Soll-Vorgaben für die Begehung vor, kann eine gezielte Vorbereitung erfolgen.

Mögliche, der Begehung zugrundeliegende Gesetze, Verordnungen und sonstige Anforderungen sind:

- Infektionsschutzgesetz
- Medizinproduktegesetz
- Medizinproduktebetreiberverordnung
- Medizinproduktesicherheitsplanverordnung
- RKI-Anforderungen zur Aufbereitung von Medizinprodukten
- Berufsgenossenschaftliche Vorschriften und Regeln / Arbeitsschutzgesetz
- Biostoffverordnung / BGR-TRBA 250
- Datenschutzgesetz
- Gefahrstoffverordnung
- Röntgenverordnung
- Strahlenschutzverordnung
- Arzneimittelgesetz
- Transfusionsgesetz
- Notfallmanagement
- Arbeitsschutzgesetz
- Arbeitsstättenverordnung / Brandschutz
- Jugendarbeitsschutzgesetz
- Mutterschutzgesetz
- Betriebssicherheitsverordnung
- Gesundheitsdienstgesetz

Im Folgenden wird die Vorbereitung auf die Begehung in 10 Schritten erläutert.

Die Mitarbeiter der Praxis werden in die Vorbereitung der Begehung einbezogen – insbesondere durch die Thematisierung im Rahmen von Teambesprechungen.

1.) Der erste Schritt in der Vorbereitung der Begehung ist die Vorlage bzw. Beschaffung der oder des zugrunde liegenden Vertrages und oder Gesetzes.

2.) Im zweiten Schritt wird eine Liste der Anforderungen erstellt. Darin sind dann alle für die Begehung zugrundeliegenden Gesetze, Verordnungen, berufsgenossenschaftlichen Vorschriften und Regeln sowie auch die vertraglich festgelegten Forderungen aufgelistet.

3.) Im dritten Schritt der Vorbereitung ist eine Aufnahme des Ist-Zustandes in der Praxis erforderlich. Hierzu dienen die Prüflisten im Anhang. Mit der Durchsicht sollte ein qualifizierter Mitarbeiter beauftragt werden, wie z. B. der Qualitätsmanagementbeauftragte. Der Zeitaufwand kann ein bis zwei Arbeitstage betragen. Eine Freistellung des Mitarbeiters von anderweitigen Aufgaben ist meist erforderlich.

Falls möglich könnte ein Mitarbeiter aus einer externen Praxis zu der Aufnahme des Ist-Zustandes hinzugezogen werden. So kann die „Betriebsblindheit" der Mitarbeiter der Praxis zum Teil ausgeglichen werden.

4.) Der vierte Schritt besteht in der Bestimmung der Differenz des Ist- und des Soll-Zustandes. Defizite müssen klar benannt werden.

5.) Im fünften Schritt werden den Defiziten Maßnahmen zu deren Behebung gegenübergestellt und aufgelistet. Falls möglich wäre den Einzelmaßnahmen ein vermuteter Zeitaufwand zuzuordnen.

6.) Der sechste Schritt umfasst die Auswahl der wichtigsten Maßnahmen, die bis zum Termin der Begehung noch umgesetzt oder zumindest noch begonnen werden können. Die bis dahin nicht durchführbaren Aufgaben sollten jedoch für die auf die Begehung folgenden Wochen geplant werden. Alle Maßnahmen werden in einem mit Zeitvorgaben und Verantwortlichkeiten versehenen Maßnahmenplan aufgelistet.

7.) Im siebten Schritt sollten die notwendigen Maßnahmen ermittelt werden, die durch das Praxispersonal nicht umgesetzt werden können oder dürfen (z. B. Tätigkeit der Fachkraft für Arbeitssicherheit). Mit der Bearbeitung dieser Maßnahmen sollten externe Dienstleister zeitnah beauftragt werden. Insbesondere sind diese in den Gesamtzeitplan einzubinden.

8.) Die geplanten Maßnahmen werden dann im achten Schritt umgesetzt.

9.) Häufig werden von Behörden im Vorfeld der Begehung Fragelisten an die Praxis geschickt. Im neunten Schritt wird dann der Fragebogen der Behörde beantwortet und zurückgesandt.

10.) Im zehnten Schritt werden die Mitarbeiter auf die Begehung einge-stimmt. Insbesondere werden noch einmal die Anforderungen und der Ablauf der Begehung erläutert.

7.3 Ablauf einer Begehung

Bei einer Begehung in Praxen muss der organisatorische, der räumliche und der inhaltliche Ablauf unterschieden werden.

Der organisatorische Ablauf beinhaltet häufig die Schritte
- Vorstellung der Beteiligten an der Begehung seitens der Praxis und der Behörde,
- Darstellung des Anlasses und Umfanges der Begehung durch die Behörde,
- Abstimmung des Ablaufes der Begehung,
- Durchführung der Begehung der Praxisräume,
- Abschlussbesprechung und Mitteilung des Ergebnisses der Begehung und
- Erläuterung des weiteren Vorgehens durch die Behörde, Ankündigung des Begehungsprotokolls.

Der räumliche Ablauf einer Begehung in Praxen wird entscheidend von den betrachteten Anforderungen geprägt. Während Begehungen zur Durchführung von ambulanten Operationen ihren Schwerpunkt im Operationsbereich haben, werden zu den Anforderungen des Infektionsschutzgesetzes häufig die gesamte Praxis und der Operationsbereich begangen. Zur Medizinproduktebetreiberverordnung liegt der Schwerpunkt auf den Funktionsbereichen der Praxis und der Instrumentenaufbereitung.

Im Folgenden sei der Versuch der Gliederung einer „typischen" Begehung unternommen. Dabei sind in Klammern einzelne augenfällige Anforderungen in den genannten Bereichen mit aufgeführt.

Allgemeiner Praxisbereich
- Patientenanmeldung, Büro, Wartezimmer, Garderobe
- Personalumkleidebereich, Personalaufenthaltsraum, Arztzimmer
- Untersuchungs-, Behandlungs- und Verbandszimmer (Liegen, Auflagen, Waschbecken, Einmalhandtücher, Spender für Händedesinfektionsmittel und Flüssigseife)
- Arzneimittelschränke (Stichprobe der Verfallsdaten)

- Arzneimittelkühlschrank mit Thermometer (Dokumentation des Temperaturverlaufes)
- Wäscheversorgung (Aufbereitung, Bereitstellung, Lagerung)
- Materiallager
- Putz- und Entsorgungsraum (Dosierhilfen für Desinfektionsmittel, keine unbeschrifteten Desinfektionsmittelbehälter)
- Reinigungskonzept und Abfallentsorgung (Hygiene- und Desinfektionsplan)
- Toiletten (Personal / Patienten)

Eingriffsbereich
- Personalumkleidebereich, Wäschelagerung, Waschbecken
- Desinfektionsmittelspender, Ausguss
- Patientenvorbereitung (Umkleide, Materialeinschleusung)
- Vorraum, Eingriffsraum (Größe, Decken-, Wand-, Bodenbeschaffenheit, Lüftung, Beleuchtung, Heizung, OP-Tisch, Bedarfslagerung)
- Geräte- und Instrumentenaufbereitung: Reinigungs- und Desinfektionstechniken
- Platzangebot, Sterilisator (S- oder B-Autoklav, da auch für Hohlinstrumente geeignet), Sterilisation (mit Dokumentation)
- Sterilgut: Lagerung, Beschriftung (Verfallsdaten)
- Aufwach-, Ruheraum

Endoskopie
- Hygiene- und Desinfektionsplan (hygienische Routineprüfungen, Dokumentation)
- Eingriffsraum (Ausstattung, Waschbecken, Spender)
- Endoskoplagerung (Hängeschrank)
- Geräteaufbereitung

Laborplatz
- Desinfektionsplan
- Arbeitsflächen, Waschbecken, Ausguss, Spender
- Ggf. mikrobiolog. Untersuchungen (Anzeige nach § 49 IfSG)
- Entsorgung (desinfektionspflichtige Abfälle?)

Der inhaltlich-thematische Ablauf der Begehung ist stark geprägt durch die zugrunde liegenden Anforderungen. So seien hier Beispiele für eine Begehung unter dem Aspekt der Hygiene gemäß Infektionsschutzgesetz und Medizinproduktebetreiberverordnung genannt.

Gemäß § 36 Infektionsschutzgesetz – Einhaltung der Infektionshygiene – können Arztpraxen und Praxen sonstiger Heilberufe [...] durch das Gesundheitsamt infektionshygienisch überwacht werden. Begehungen ambulanter medizinischer Einrichtungen durch das Gesundheitsamt werden im Regelfall einige Tage bis Wochen vorher angekündigt.

Begehungen durch die staatlichen Aufsichtsbehörden (Gewerbeaufsichtsamt, Regierungspräsidien) finden mitunter unangekündigt statt.

Das Praxispersonal muss bei dem Termin meist nicht anwesend sein.

Bei einer angekündigten Praxisbegehung durch das Gesundheitsamt (z. B. nach einer Patientenbeschwerde) sollten folgende Unterlagen vorbereitet und bereitgestellt werden:
- Qualifikation von Praxisinhaber und Mitarbeitern (insbesondere für die Freigabe des Sterilgutes)
- fachliche Ausrichtung, Tätigkeitsspektrum
- Organisation des Praxisbetriebes
- Hygienemanagement (Fortbildungen, Berater, Besprechungen)
- Reinigungs-, Desinfektions- und Sterilisationsverfahren und zugehörige Prüfunterlagen
- Aufzeichnungen zu den Freigaben der aufbereiteten Instrumente
- Liste der Desinfektionsmittel (VAH-Liste)
- Sicherheitsdatenblätter und Betriebsanweisungen zu Gefahrstoffen
- Betriebsanweisungen zu biologischen Arbeitsstoffen
- nosokomiale Infektionsstatistik (ambulantes Operieren)
- Wäscheversorgung, Reinigung, Entsorgung
- Bestandsverzeichnis der aktiven Medizinprodukte und zugehörige Dokumente einschließlich Einweisungsnachweise und Wartungspläne
- Qualitätsmanagementdokumente zur Aufbereitung von Medizinprodukten einschließlich der Regelung der Verantwortlichkeiten

Der Vertreter des Gesundheitsamtes stellt vorrangig folgende Fragen:

- Existiert ein praxisspezifisch ausgearbeiteter Hygiene- und Desinfektionsplan?
- Wie wird das Personal in Hygienefragen unterwiesen?
- Sind die Unterweisungen dokumentiert?
- Werden externe Hygieneberatungen in Anspruch genommen?
- Werden vollautomatisierte, halbautomatische oder manuelle Reinigungs- und Desinfektionsverfahren für die Instrumentenbehandlung angewandt?
- Welche Geräteaufbereitung wird bei Endoskopen praktiziert?
- Welche Sterilisationstechniken werden angewandt?
- Mit welchen Methoden werden Desinfektions- und Sterilisationsverfahren geprüft?
- Sind Dampfsterilisationsprozesse validiert?
- Wie sind Praxisreinigung, -desinfektion und Wäscheversorgung organisiert?

7.4 Richtiges Verhalten bei einer Begehung

Der Mitarbeiter der Behörde, der die Begehung durchführt, wünscht sich einen erfolgreichen und angenehmen Arbeitstag. Zur Erreichung dieses Ziels kommen ihm ein freundlicher Empfang und eine offene Kommunikation in der Praxis gelegen. Wenn er keine Widerstände überwinden muss, bleibt zudem noch Zeit und Kraft, auf die speziellen Bedürfnisse der Praxis einzugehen.

Auch aus diesen Erwägungen heraus ist ein kooperatives Verhalten der Praxisleitung und der -mitarbeiter auch für die Praxis selbst von Vorteil.

Dies bedeutet jedoch nicht, dass die Praxisleitung und die Mitarbeiter jede Mitteilung über Abweichungen kommentarlos hinnehmen müssen.

Grundsätzlich handelt es sich nur dann um Abweichungen, wenn folgende drei Fragen eindeutig beantwortet werden können:

1. **Was** wurde festgestellt?
2. **Wo** wurde dies festgestellt?
3. **Warum** handelt es sich um eine Abweichung? – Nennung von gesetzlicher Grundlage, berufsgenossenschaftlicher Regel, Richtlinie.

So ist es in fraglichen Situationen durchaus angezeigt, freundlich nach der zugrunde liegenden, schriftlich verfügbaren Entscheidungsgrundlage zu fragen.

Im Falle von offensichtlichen Abweichungen kann es von Vorteil sein, den Mitarbeiter der Behörde nach seinem Vorschlag zur Behebung des Mangels zu fragen. Einerseits ist nach Umsetzung des Vorschlags davon auszugehen, dass die Maßnahme durch die Behörde anerkannt wird, und andererseits fühlt sich der Mitarbeiter der Behörde in seiner Fachkompetenz akzeptiert.

Entscheidend für die gesamte Begehung ist es, die Sachebene nicht zu verlassen. Es ist zu beachten, dass der Mitarbeiter der Behörde häufig einen Entscheidungsspielraum hat.

Checkliste zur „Praxisbegehung"

Praxisname: _____

Anschrift: _____

Telefon: _____ Fax: _____

E-Mail: _____

Tag der Bestandsaufnahme: _____

Fachgebiet / Spezialisierung(en): _____

Organisation der Praxis:
Träger / Inhaber/-in: _____
Medizinisch verantwortl. Leitung: _____
Qualifikation / Facharzt: _____

1. Angaben zur Praxisstruktur:

☐ Hausärztliche Praxis   ☐ Fachärztliche Praxis   ☐ Zahnarztpraxis
als
☐ Einzelpraxis   ☐ Gemeinschaftspraxis   ☐ Praxisgemeinschaft   ☐ Praxisklinik
☐ medizinisches Versorgungszentrum

Anzahl der Ärztinnen / Ärzte: _____
Anzahl der Arzthelfer/-innen: _____
Anzahl der auszubildenden Arzthelfer/-innen: _____
Sonstige Mitarbeiter/-innen (Anzahl, Qualifikation): _____

a) Werden in der Praxis – außer Blutentnahmen oder Injektionen – die Haut penetrierende „Eingriffe", Endoskopien oder Dialysen durchgeführt?
☐ ja   ☐ nein *(bitte weiter ab 2.)*

b) Folgende Arten von „Eingriffen" werden durchgeführt:
☐ nur suprafasziale (= „oberflächliche") Eingriffe
☐ subfasziale (= „operative") Eingriffe
  – mit Eröffnung / Punktionen von primär sterilen Körperhöhlen   ☐ ja   ☐ nein
☐ Arthroskopien
☐ gastro-enterale Endoskopien
  – Gastro-/Duodenoskopien
  – Koloskopien
  – Rektoskopien
☐ Bronchoskopien

☐ Dialysen
☐ andere Eingriffe _____

c) Falls subfasziale Eingriffe (= „Operationen") vorgenommen werden, in welcher Weise werden diese durchgeführt?
☐ konventionell   ☐ minimal invasiv

d)
– Wird die Qualitätsvereinbarung zur Koloskopie gemäß § 135 Abs. 2 SGB V angewandt?
  ☐ ja ☐ nein
– unterliegt die Praxis der „Vereinbarung von Qualitätssicherungsmaßnahmen bei ambulanten Operationen gemäß § 14 des Vertrages nach § 115b Abs. 1 SGB V"?
  ☐ ja *(bitte weiter ab 4.)* ☐ nein

2. Angaben zum allgemeinen Hygienemanagement:

a) Wer ist für das Hygienemanagement in der Praxis zuständig?
☐ Praxisinhaber   ☐ hygienebeauftragte/r Ärztin / Arzt   ☐ Arzthelfer/-in / OP-Personal
☐ externer Hygieneberater (Name: _____)

b) Finden regelmäßige Hygienebesprechungen statt?
☐ ja ☐ nein
Wenn ja, wie oft? ☐ jährlich ☐ quartalsmäßig und mehr

c) Werden hygienische Fortbildungsmaßnahmen absolviert?
☐ ja ☐ nein
Wenn ja, ☐ intern ☐ extern

d) Gibt es einen Reinigungs- _und_ Desinfektionsplan?
☐ ja ☐ nein
Wenn ja, ☐ selbst erarbeitet ☐ nach Vorlagen der Produkthersteller

e) Ist ein Hygieneplan
☐ vorhanden ☐ nicht vorhanden?
Wenn ja, ☐ nach RKI-Richtlinie ☐ nach _____

f) Festlegung hygienerelevanter Verfahrensabläufe in Hygieneplänen gemäß § 36 (1) IfSG (entsprechend der Richtlinie des RKI für „Krankenhaushygiene und Infektionsprävention"):

Für welche der folgenden Bereiche regelt der Hygieneplan das Verfahren?

	ja	nein
1. Händewaschen und Händedesinfektion	☐	☐
2. Flächenreinigung und -desinfektion	☐	☐
3. Schutzkleidung	☐	☐

4. Injektionen und Punktionen	☐ ja	☐ nein
5. Katheterisierung von Gefäßen	☐ ja	☐ nein
6. Katheterisierung der Harnblase	☐ ja	☐ nein
7. Intubation, Tracheotomie, Beatmung und Inhalation	☐ ja	☐ nein
8. Wundverbandwechsel	☐ ja	☐ nein
9. Durchführung operativer Maßnahmen (Eingriffe und Operationen)	☐ ja	☐ nein
10. Dialyse	☐ ja	☐ nein
11. Verhütung der Übertragung von HIV und weiteren blutübertrag-baren sowie anderen Infektionserkrankungen	☐ ja	☐ nein
12. Endoskopie	☐ ja	☐ nein
13. Medizinische Laboratorien	☐ ja	☐ nein
14. Hygienebeauftragter	☐ ja	☐ nein
15. Hygienische Untersuchungen im Rahmen der Qualitätssicherung	☐ ja	☐ nein
16. Aufbereitung von Medizinprodukten	☐ ja	☐ nein
17. Instrumentensterilisation	☐ ja	☐ nein
18. Instrumentendesinfektion	☐ ja	☐ nein
19. Endoskopaufbereitung	☐ ja	☐ nein
20. Raumlufttechnische Anlagen gem. DIN 1946 (Klimaanlagen)	☐ ja	☐ nein

g)
– Verwendetes Händedesinfektionsmittel: _____
– Verwendetes Flächendesinfektionsmittel: _____
– Verwendetes Instrumentendesinfektionsmittel: _____

3. Angaben zu speziellen Hygienemaßnahmen:

a) Welche hygienischen Vorkehrungen werden bei Hautpenetration getroffen?
– Bei Blutentnahmen und I.-v.-, I.-m.-, S.-c.-Injektionen ☐ Hygienische Händedesinfektion
☐ Sterilisierte Tupfer
☐ Sterilisierte Einmalhandschuhe
– Bei Punktionen von Gelenken und Körperhöhlen ☐ Hygienische Händedesinfektion
☐ Sterile Schutzkleidung
☐ Sterile Einmalhandschuhe
☐ Sterile Abdeckung
☐ Sterile Tupfer

b) Wird in der Praxis Berufskleidung getragen? ☐ ja ☐ nein

c) Wird in bestimmten Arbeitsbereichen besondere Kleidung (Bereichskleidung) getragen? ☐ ja ☐ nein
Wenn ja, in welchen Arbeitsbereichen? ☐ Endoskopie ☐ Eingriffsraum
☐ Operationsräume ☐ Dialyse
☐ Behandlungsraum ☐ Labor

d) Wird <u>zusätzlich</u> bei Tätigkeiten mit Kontaminationsgefahr Schutzkleidung getragen?
☐ ja ☐ nein
Wenn ja, bei welchen Tätigkeiten? ☐ Endoskopie ☐ Labor ☐ Reinigung ☐ Eingriff / OP
☐ andere _____

e) Als Kanülenabfallbehälter wird Folgendes verwendet:
☐ Glasflaschen ☐ durchstichsichere Kunststoffbehälter ☐ Pappschachtel
☐ Sonstiges _____

f) Finden Mehrdosisbehältnisse mit Durchstichstopfen Anwendung?
Falls ja: ☐ vor jeder Nutzung wird neu desinfiziert und angestochen
☐ Kennzeichnung mit Öffnungsdatum und -zeit
☐ gekühlte Lagerung (getrennt von Lebensmitteln)
☐ Verwendung spezieller Verweilkanülen mit Sterilfilter (Steri-Minispike)

Maximale Aufbewahrungsdauer nach Öffnung: _____

f) Sterilgut wird gelagert:
☐ offen (Regale, Arbeitstische, Schubladen)   ☐ in geschlossenem Schrank

Maximale Lagerdauer: _____

g) Wird sterile OP-Kleidung nur als Einmalwäsche verwendet?
☐ ja ☐ nein
Falls nein, bitte Beschreibung des Aufbereitungsverfahrens: _____

4. Angaben zur Aufbereitung von Medizinprodukten (MP):

**a) Wird als Sterilmaterial ausschließlich Einmalmaterial oder fremdaufbereitetes
Material / Gerät verwendet?** ☐ ja ☐ nein
Wenn ja, ggf. mit der Wiederaufbereitung beauftragtes Unternehmen: _____

b) Wird Sterilgut (auch) selbst aufbereitet? ☐ ja ☐ nein *(bitte weiter ab Frage 4f.)*

**c) Sind die verbindlich einzuhaltenden Vorgaben für die Aufbereitung von MP gemäß
§ 4 MP Betreiberverordnung bekannt und werden eingehalten?** ☐ ja ☐ nein

d)
– Ist die Risikobewertung und Einstufung der aufzubereitenden MP gemäß RKI-Rili erfolgt?
☐ ja ☐ nein

– Mit der Aufbereitung beauftragt: _____
– Erforderliche Sachkenntnis nachgewiesen: ☐ ja ☐ nein
– Es erfolgt eine chargenbezogene nachvollziehbare Dokumentation
der Aufbereitung: ☐ ja ☐ nein
– Mit der Freigabe beauftragt: _____

e) Art des verwendeten Sterilisationsgerätes: ☐ Heißluftsterilisationsgerät
☐ Autoklav
☐ Sonstiges _____

f) Die Instrumentenreinigung und -desinfektion erfolgt:
☐ maschinell in Reinigungs- und Desinfektionsautomaten
☐ im Ultraschallbad
☐ manuell
– in Desinfektionswannen mit Siebeinsatz   ☐ ja ☐ nein
– Einlagezeit vermerkt   ☐ ja ☐ nein
– täglicher Wechsel der Lösung   ☐ ja ☐ nein

g) Hygienisch-mikrobiolog. Wirksamkeitsprüfungen eingesetzter Desinfektions- bzw. Sterilisationsgeräte erfolgen für ...

	jährlich	$^1/_2$-jährlich	$^1/_4$- jährlich	gar nicht
– Heißluftsterilisator(en)	☐	☐	☐	☐
– Autoklav(en)	☐	☐	☐	☐
– Desinfektionsmaschine(n)	☐	☐	☐	☐

(Bitte die Ergebnisse der letzten Prüfung in Anlage beifügen!)

h) Steht zur Instrumentenaufbereitung ein separater Raum zur Verfügung?
☐ ja ☐ nein

i) Werden folgende Instrumente / Geräte regelmäßig aufbereitet?
(= Inspektion + Reinigung + Desinfektion u. / o. Sterilisation):
☐ Scheren ☐ Endoskope ☐ Befeuchterbehälter ☐ Pinzetten
☐ MIC*-Geräte ☐ Standglas ☐ Klemmen ☐ Verneblerteile
☐ Kornzange ☐ Halter ☐ Skalpelle ☐ Absaugschläuche
☐ Sekretbehälter ☐ Stethoskope ☐ Thermometer ☐ Atemschläuche
☐ RR-Manschetten ☐ Atemmaske ☐ Ultraschallköpfe ☐ Ambubeutel
☐ Minimal-Invasive-Chirurgie

j) Erfolgt die Prüfung medizinischer Geräte mittels hyg.-mikrobiolog. Kontrollen für ...

	jährlich	$^1/_2$-jährlich	$^1/_4$- jährlich	gar nicht
– Anästhesiematerial	☐	☐	☐	☐
– Endoskope	☐	☐	☐	☐
– Dialysegeräte	☐	☐	☐	☐

(Bitte die Ergebnisse der letzten hyg.-mikrobiolog. Prüfung beifügen!)

5. Angaben zur Reinigung der Praxis:

a) Fremdvergabe: ☐ ja ☐ nein
Wenn ja, an wen (Firma)? _____

**b) Erfolgt ein feucht-wischendes Reinigungsverfahren für
glatte Flächen?** ☐ ja ☐ nein

c) Folgende Flächen werden täglich feucht gereinigt:
☐ glatte Fußböden   ☐ Türklinken   ☐ Sanitärbereiche
☐ WC-Sitze   ☐ Handwaschbecken   ☐ Wände in OP- und Eingriffsräumen

d) Werden Flächen täglich desinfiziert? ☐ ja ☐ nein
Wenn ja, welche?
☐ alle patientennahen Flächen (Aerosoldeposition!)
☐ nur Flächen mit Patientenhaut- (z. B. Liegen) oder Handkontakt (z. B. Türklinken)
☐ Arbeitsflächen mit möglichem Kontakt zu Körperex-/sekreten (z. B. Labortische)
☐ sonstige Flächen: ....

e) Sind Teppichböden vorhanden? ☐ ja ☐ nein
Wenn ja,
– in welchen Bereichen? _____
– wie häufig werden diese feucht (mit Schaum) gereinigt? _____

f) Die Durchführung der Reinigung wird dokumentiert? ☐ ja ☐ nein

Datum, Unterschrift des Praxisinhabers, Stempel

Muster-Prüfliste der Behörde

Mit folgender Checkliste wird geprüft, ob bei Ihnen die gesetzlichen Vorgaben umgesetzt werden. Bei Beantwortung aller Fragen mit „Ja" besteht für Sie kein Handlungsbedarf.

	Fragen	Ja	Nein	Nicht zutreffend	Bemerkung
Allgemeine Fragen und Nachweise					
1.	Gibt es einen gültigen Hygieneplan? Ist dieser für alle sichtbar ausgehängt?	☐	☐	☐	
2.	Werden in einer Tabelle Verantwortlichkeiten und Aufgaben der MA, die mit der Aufbereitung von Medizinprodukten betraut sind, dokumentiert?	☐	☐	☐	
3.	Liegen ein Schulungsplan sowie entsprechende Unterweisungsnachweise vor?	☐	☐	☐	
4.	Wird in der Praxis ein Bestandsverzeichnis für die aktiven, nicht implantierbaren Medizinprodukte geführt?	☐	☐	☐	
5.	Liegen in der Praxis Medizinproduktebücher vor?	☐	☐	☐	
6.	Werden sicherheits-/messtechnische Kontrollen durchgeführt und liegen entsprechende Nachweise vor?	☐	☐	☐	
7.	Liegt eine Tabelle mit der Einstufung von Medizinprodukten(-gruppen) in Risikoklassen nach RKI vor?	☐	☐	☐	
8.	Gibt es in der Praxis ein Gefahrstoffverzeichnis mit entsprechenden Sicherheitsdatenblättern und Betriebsanweisungen?	☐	☐	☐	
Praxisreinigung/-hygiene – Flächen-/Händedesinfektion					
9.	Wird die Praxisreinigung und Händehygiene gemäß RKI-Richtlinie durchgeführt?	☐	☐	☐	
10.	Wird die Fußbodendesinfektion (falls erforderlich) mit entsp. gelisteten Präparaten durchgeführt?	☐	☐	☐	
11.	Sind in den Behandlungsräumen Waschbecken mit berührungsfreien Armaturen vorhanden?	☐	☐	☐	

	Fragen	Ja	Nein	Nicht zutreffend	Bemerkung
12.	Gibt es Desinfektionsmittel- und Seifenspender mit Armbetätigung?	☐	☐	☐	
13.	Sind die Spender für Handdesinfektionsmittel nur mit Originalgebinden bestückt?	☐	☐	☐	
14.	Sind Spender für Einmalhandtücher und ein berührungsfreier Handtuchabwurf vorhanden?	☐	☐	☐	

Aufbereitung von Medizinprodukten – Desinfektion

	Fragen	Ja	Nein	Nicht zutreffend	Bemerkung
15.	Liegen in der Praxis Verfahrensanweisungen für folgende Behandlung von Medizinprodukten inklusive der einzelnen Schritte vor? • Manuelle (Tauchbad, Ultraschall) und • maschinelle Reinigung und Desinfektion (Thermodesinfektion / RDG)	☐	☐	☐	
16.	Ist der Thermodesinfektor validierbar bzw. wird nach einem validierbaren Verfahren gearbeitet (d. h., kann der Nachweis dokumentiert werden, dass der Prozess reproduzierbar die gewünschte Wirkung erzielt)?	☐	☐	☐	
17.	Findet eine chargenbezogene Überprüfung des Reinigungs- und Desinfektionsverfahrens statt und wird die Freigabe in einem Protokoll dokumentiert?	☐	☐	☐	
18.	Wird die Funktionsfähigkeit/-sicherheit des RDGs (Thermodesinfektor) regelmäßig nach Herstellerangaben überprüft?	☐	☐	☐	

Aufbereitung von Medizinprodukten – Sterilisation

	Fragen	Ja	Nein	Nicht zutreffend	Bemerkung
19.	Entspricht das angewendete Sterilisationsverfahren dem Status der Risikoanalyse der Instrumente?	☐	☐	☐	
20.	Liegen in der Praxis Verfahrensanweisungen für die Sterilisation, Verpackung und Lagerung von Medizinprodukten inkl. der einzelnen Schritte vor?	☐	☐	☐	
21.	Ist der Sterilisator validierbar (= dokumentierter Nachweis, dass der Prozess reproduzierbar die beabsichtigte Wirkung erzielt) bzw. wird nach einem validierbaren Verfahren gearbeitet?	☐	☐	☐	

	Fragen	Ja	Nein	Nicht zutreffend	Bemerkung
22.	Findet eine chargenbezogene Überprüfung des Sterilisationsprozesses statt und wird die Freigabe in einem Protokoll dokumentiert?	☐	☐	☐	
23.	Werden Funktionsfähigkeit/-sicherheit des Sterilisators regelmäßig nach Herstellerangaben überprüft und entsprechende Tests (Vakuumtest, Bowie-Dick-Test, Helix-Test etc.) durchgeführt?	☐	☐	☐	
24.	Findet eine regelmäßige Wartung des Sterilisators (nach Herstellerangaben) statt und gibt es hierzu entsprechende Nachweise?	☐	☐	☐	
25.	Erfolgt die Kennzeichnung der Verpackungen von Medizinprodukten (Datum, Chargen-Nr., Freigabevermerk) entsprechend MPG?	☐	☐	☐	
Schutzbekleidung, Praxiswäsche, Entsorgung					
26.	Wird in der Praxis Schutzkleidung gestellt?	☐	☐	☐	
27.	Wird die Praxiswäsche gemäß der RKI-Richtlinie gelagert und gereinigt?	☐	☐	☐	
28.	Sind für Tätigkeiten mit Kontaminationsgefahr geeignete Handschuhe vorhanden?	☐	☐	☐	
29.	Gibt es Verfahrensanweisungen für die Entsorgung von Praxismüll (Schutz vor Verletzungen, Kanülen etc.)?	☐	☐	☐	
Bauliche Anforderungen					
30.	Erfüllt der Aufbereitungsraum die Mindestanforderungen bzgl. der Organisation von Aufbereitungsprozessen?	☐	☐	☐	

8. Herausgeber- und Autoren- verzeichnis

Der Herausgeber

Mario Krauß

- Dipl.-Kfm. (Univ.)
- Leitender QM-Auditor
- Fachkraft für Arbeitssicherheit
- Sachkundiger für Hygiene und Medizinprodukteaufbereitung gemäß § 4 (3) MPBetreibV
- bgw-quintas®-Berater für die MAAS-BGW

Herr Krauß studierte an der Universität Augsburg Betriebswirtschaft und war zunächst in leitender Position im Gesundheitswesen tätig. 2005 gründete er die Unternehmensberatung kraussmanagement (www.krauss management.de) und ist seither als Auditor und Berater für Arzt- und Zahnarztpraxen tätig.

Herr Krauß unterstützt die Praxen bei der Erfüllung der Arbeitsschutz- und Hygieneanforderungen von Gesetzgeber und Berufsgenossenschaft. Ziel ist, das forensische Risiko des Teams und das Haftungsrisiko der Praxisleitung zu reduzieren und die Praxis auf Begehungen durch Gewerbeaufsichtsamt, Gesundheitsamt und Berufsgenossenschaft vorzubereiten.

Darüber hinaus begleitet Herr Krauß Arzt- und Zahnarztpraxen beim Aufbau des praxisinternen Qualitätsmanagementsystems bis hin zur Zertifizierung und führt Workshops, Coachings sowie interne Audits in den Praxen durch.

Herr Krauß ist Herausgeber und Autor zahlreicher Veröffentlichungen zu den Themen Arbeitsschutz, Qualitätsmanagement und Praxishygiene und tritt regelmäßig als Seminarleiter und Referent zu genannten Themen auf.

Autoren

Dr. med. Jochen Plank,
Facharzt für radiologische Diagnostik und medizinische Informatik
(Kapitel 7–7.3)

- Jahrgang 1962
- Medizinstudium in Düsseldorf
- Als Arzt in verschiedenen radiologischen und klinischen Krankenhaus-abteilungen und in Arztpraxen tätig
- Berufsbegleitende Fortbildung in medizinischer Informatik. In diesem Rahmen Erstellung eines Programms zu Betrachtung von Röntgenbil-dern am PC
- Seit 2000 Tätigkeit als leitender Auditor für verschiedene Qualitätsmana-gementsysteme
- Hygiene-Fachauditor sowie hygienebeauftragter Arzt
- Anerkennung als bgw-quintas(r)-Berater für die MAAS-BGW
- Fachkraft für Arbeitssicherheit
- Langjährige Dozententätigkeit
- Mitbegründer der i-med-cert GmbH, der Zertifizierungsgesellschaft für das Gesundheitswesen
- Geschäftsführender Gesellschafter der medical pep GmbH, Beratungs-gesellschaft für Prozessexzellenz im Gesundheitswesen (jochen.plank@medical-pep.com)
- Geschäftsführender Gesellschafter der i-steri-cert GmbH, Sichert Ihre Aufbereitung (info@i-steri-cert.de)

9.   Stichwortverzeichnis